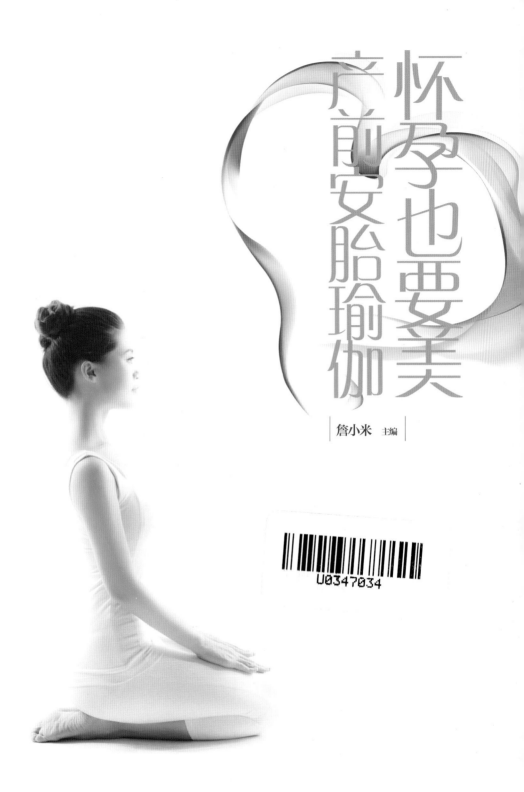

怀孕也要美
产前安胎瑜伽

詹小米 主编

U0347034

江西科学技术出版社

图书在版编目（ＣＩＰ）数据

怀孕也要美，产前安胎瑜伽 / 詹小米主编 . -- 南昌：
江西科学技术出版社，2017.11
ISBN 978-7-5390-6062-0

Ⅰ．①怀… Ⅱ．①詹… Ⅲ．①孕妇－瑜伽 Ⅳ．
① R793.51

中国版本图书馆 CIP 数据核字 (2017) 第 225510 号

选题序号：ZK2017192
图书代码：D17068-101
责任编辑：邓玉琼 万圣丹

怀孕也要美，产前安胎瑜伽

HUAIYUN YE YAO MEI, CHANQIAN ANTAI YUJIA

詹小米　主编

摄影摄像	深圳市金版文化发展股份有限公司
选题策划	深圳市金版文化发展股份有限公司
封面设计	深圳市金版文化发展股份有限公司
出　　版	江西科学技术出版社
社　　址	南昌市蓼洲街 2 号附 1 号
	邮编：330009　电话：(0791) 86623491　86639342（传真）
发　　行	全国新华书店
印　　刷	深圳市雅佳图印刷有限公司
开　　本	723mm×1020mm　1/16
字　　数	210 千字
印　　张	10.5
版　　次	2017 年 11 月第 1 版　2017 年 11 月第 1 次印刷
书　　号	ISBN 978-7-5390-6062-0
定　　价	29.80 元

赣版权登字：-03-2017-324

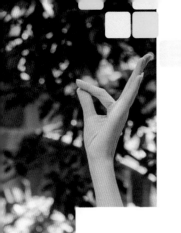

Preface
前言

　　怀孕生产是每一个要做妈妈的女人的必经之路，它是女人一生中深刻而又神圣的体验。然而对很多人来说，这也是一条甘苦之路，过程之中往往备尝艰辛和痛苦。超过35岁的高龄产妇要面临种种风险；超重女性怀孕既困难又危险；还有本身患有种种慢性疾病的妇女对于怀孕这件事更是顾虑重重。即便是身体健康、又在适合生育年龄段里的女性也要应付孕产期各种各样不期而至的生理、心理变化，很容易身心疲惫、心力交瘁，这样非常不利于腹中胎儿的健康成长。

　　瑜伽，这种古老印度的智慧结晶，能将身心调整到适宜状态，帮助人身心和谐一致、精神宁静，并且由此发挥出人的潜力。显然，这正是处在孕产期的女性需要的帮助——如何发挥自身潜力度过难关。孕产瑜伽能使女性在这段特殊的时期里，精神和身体达到一个完美的平衡点。如何在备孕阶段通过瑜伽饮食科学打造适合怀孕的身体内环境？如何在怀孕期间通过调息和冥想改善精神生理状态，通过体式练习减轻或消除各种不适症状？如何在艰难的分娩时刻通过瑜伽的练习减轻痛苦以达到顺利生产的目标？本书将为您奉上一整套孕产瑜伽的练习方法，减轻您的压力，陪伴您一路平平安安、轻轻松松地走过难忘的孕产时光。

　　如果说怀孕已经是项重大挑战，"怀孕也要美"会不会是是野心太大？孕产瑜伽就有这样的功效，排毒养颜、控制体重等都能通过坚持练习而达到。适合备孕期女性和孕妇的瑜伽体式有很多，我们在专业瑜伽教练指导下，精选48个体式，有针对性地展示给读者。并且配以文字介绍和图片解析，以一目了然的方式指导读者学习和练习。

　　十月怀胎，一朝分娩。我们衷心地希望，在这本书的帮助下，每一位孕产妇都能从瑜伽的修习中得到平和的心境、健康的体魄，从内而外散发着自信与美丽，顺顺利利地产下健康又漂亮的宝贝。

CHAPTER ②

调理瑜伽，
孕育优质宝宝从备孕开始

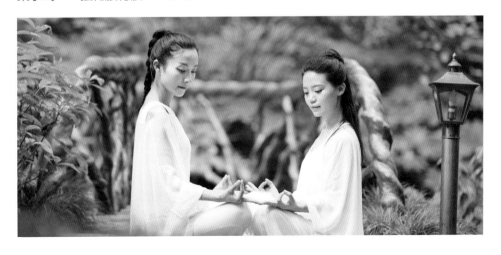

CHAPTER ③

孕味瑜伽，
享受母婴同体的日子

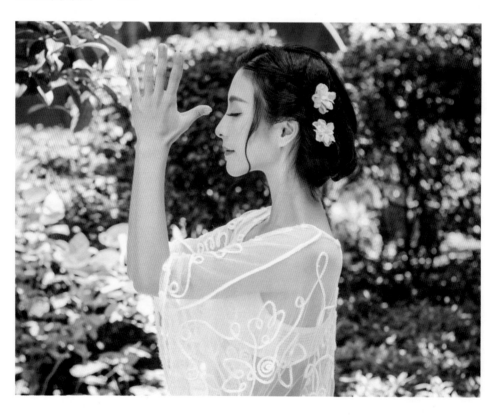

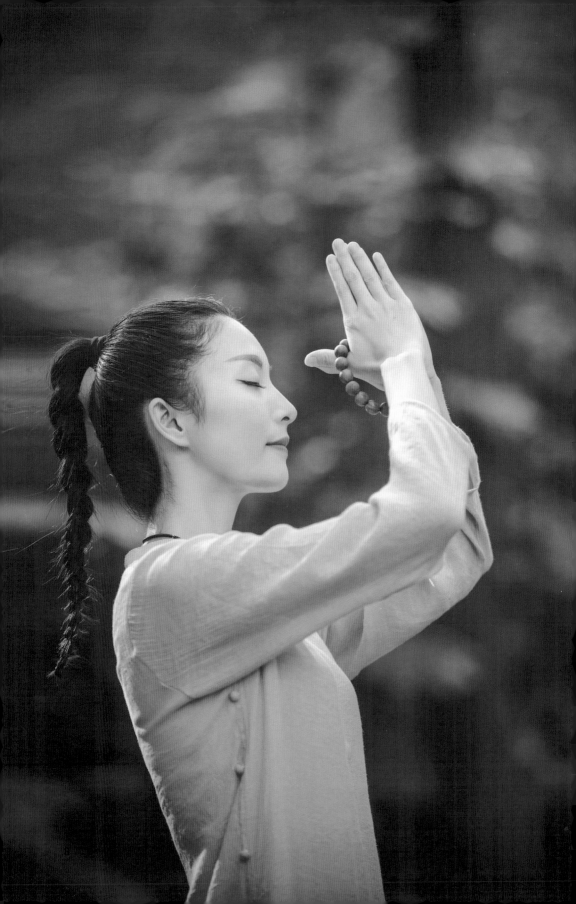

从卵子受精的那一刻开始，女性的身体里面就开启了一个奇迹。然而随着时间推移，这个"奇迹"越发沉重，直到成为母体负担的程度。瑜伽，就像上天的恩赐般给予孕妇们以支持和帮助，帮她们获得轻松的心情、清爽的精神状态、良好的身体机能，和身心合一的和谐境界。让自然顺利的分娩不再遥远，让美丽孕妈妈不再是个梦。

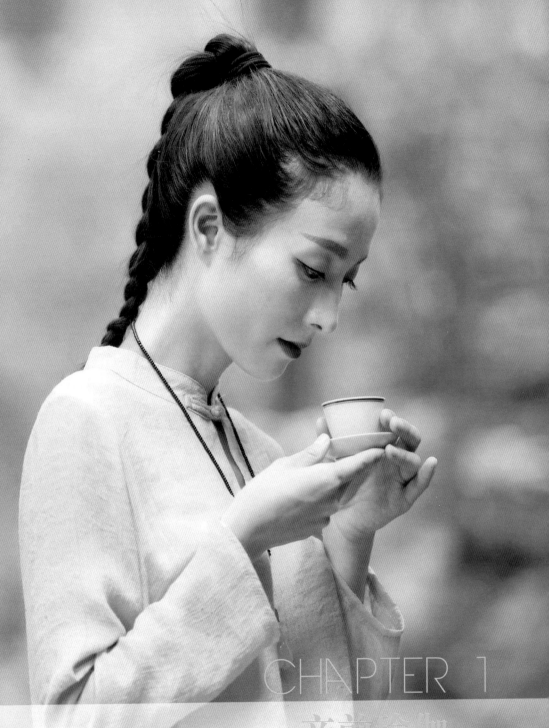

瑜伽，准妈妈也能做的运动

在传统观念中，孕妇应该少动多休息，以免动了胎气。其实，很多产科专家都建议孕妇在孕期进行适当的运动，而很多孕妈咪在孕期都会选择瑜伽这项运动，孕期瑜伽是什么？它与普通瑜伽有何区别？孕妇练习瑜伽安全吗？

魅力瑜伽

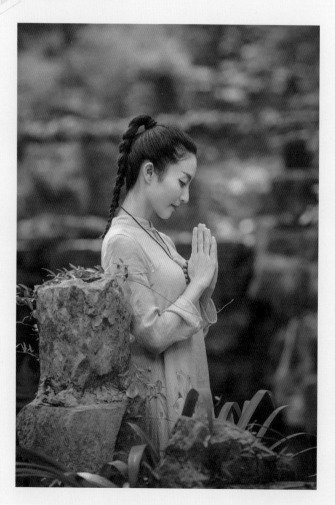

瑜伽（Yoga），起源于古老的印度，是东方古老的强身术之一。瑜伽一词源于梵文音译，有结合、联系之意，意指通过修炼达到身、心、灵合一的境界。通俗地讲，瑜伽是由呼吸法、体位法、冥想法所构成的协调身心平衡的养生法则。

瑜伽发展到今天已经成为了一种心灵的修炼，是健康、纯洁和吉祥的生活方式。瑜伽，既是心智的训练也是体格的锻炼。与其他健身运动不同的是，瑜伽由内而外、由外而内地协调身、心的平衡，既塑造人外在的形象，也关照内在的感受。

瑜伽的六项基本元素

瑜伽的六项基本元素是姿势、呼吸、放松、冥想、健康的饮食习惯和正确的思维。

姿势

健康的姿势是指肌肉提供必要数量的张力来支持身体保持竖直状态，换句话说，就是不会给肌肉带来多余的、不必要的压力的平稳状态。瑜伽姿势是为促进稳固和健康的姿势而设计的，在修炼瑜伽时，身体做出各种不同的姿势，其中任何一种姿势都能帮助伸展和调理身体，使身体更健壮、更灵活。

呼吸

瑜伽理论里，呼吸不仅是一种身体行为，还是一个从宇宙中吸取活力和生命之气的过程。充分和有效的呼吸能够增加体内的生命之气，滋养人体的组织、血脉和神经系统，并增加总体活力。瑜伽中的呼吸是指学会尽量有意识地控制呼吸。

放松

瑜伽中的放松练习能使身体吸收和整合不同姿势释放能量，从而从一系列姿势中受益，还能让姿势所锻炼的身体某部分的血液有时间在身体中循环。此外，还有专门释放肌肉张力的放松练习，使瑜伽的练习过程变得更加轻松，这平静的心态能伴随瑜伽修炼者的每一天。并且放松大脑能让我们精神焕然一新，能让我们更好地集中注意力，保持思维清晰。

冥想

健康的意识状态是练习瑜伽的前提。所谓健康的意识状态，即把注意力集中在当下时刻的能力。冥想就是瑜伽功中达到这种专注状态的方式。冥想一般是指沉思或反省自我、大脑本质和更高境界的行为，是在精神或注意力集中时自然产生的一种状态。

健康的饮食习惯

健康的饮食习惯指尽量只进食绿色健康的食品，包括水果、坚果、种子、谷类、豆类、乳制品等。不吃刺激性食品。

正确的思维

　　瑜伽旨在打造健康的身体，以及增加关于健康的身体、大脑和精神的活力，我们思考和说话的方式都很重要。我们应关心他人，不要伤害他人，从内向外散发出仁慈的光辉。我们不仅改善我们自己的生活品质，还能影响和我们接触的人。

▶ 孕妇瑜伽

　　瑜伽，从印度传至世界各地，因为它对心理的减压以及对生理的保健等起着明显作用而备受推崇。同时，不断演变出了各种瑜伽，比如热瑜伽、哈他瑜伽、流瑜伽、孕妇瑜伽等。其中，强调专注、呼吸、控制的孕妇瑜伽作为现代女性孕期理想而且安全的锻炼方式，已备受医生和保健人士的推崇，被视为保持健康、平静心灵、生育准备、产后塑身的良方。

　　孕妇瑜伽是一种为孕妇量身定制的瑜伽方式，它并不是一个流派，而是一个名称。孕妇瑜伽主要以哈他瑜伽的规则为基础，结合现代医学中有关怀孕和分娩的专业知识，精心挑选了有益孕妇身体健康且安全的练习姿势，帮孕妈妈顺利度过孕产期。

　　从生理的层面上来讲，瑜伽可以帮助孕妇适应身体的变化，缓和及排除一些不适感，避免对身体造成长期的折磨；在情感上，瑜伽中的呼吸练习、放松功法和日常冥想练习为孕妇提供了一个自我体会情感过山车和重新调节精神平衡的契机，也有助于孕妇同腹中胎儿的心灵沟通，对于消除恐惧、压力和焦虑作用显著。

　　与日常瑜伽相比，孕妇瑜伽较为注重呼吸、坐姿、冥想和一些简单的体位。坐姿一般以颈部放松练习与手臂伸展练习为主；站姿一般以活动骨盆练习与增加腿部张力练习为主；卧姿一般以可以消除背部紧张感的练习与伸展骨盆关节肌肉的练习为主。因此，孕妇瑜伽动作更缓和，更有针对性。

　　尽管孕妇瑜伽在欧美已经普遍流行，近年来在国内渐渐兴起，但当医生建议准妈妈练习瑜伽时，依然有许多准妈妈满脸疑惑地问"孕妇真的能练习瑜伽吗？会不会不安全？"孕妇瑜伽是安全、有效、健康的运动方式，只要练习方法正确，并不会发生早产或其他危险。有些准妈妈在怀孕之前就有练习瑜伽的习惯，有些准妈妈则没有任何瑜伽基础，如果有专业瑜伽教练的指导，都可进行练习。

　　最后需要特别说明的是，孕妇瑜伽并不是使怀孕和分娩更为安全顺利的唯一方式。孕妈妈在选择锻炼方式时，还需要根据自身的实际情况，在产科医生的指导下进行选择。

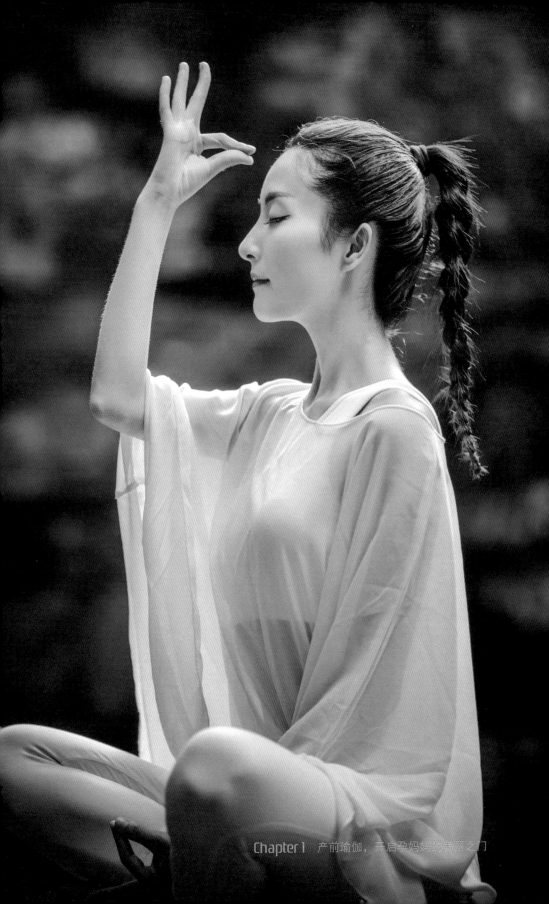

孕妇瑜伽的好处

孕期，由于生理的改变和出于安全的考虑，很多孕妈妈都会选择停止运动或在家静养。其实，在专业教练和医生指导下选择合适的运动，如散步、慢跑、瑜伽等，不仅能改善孕期不适，还有助于调节身心，顺利分娩。

▷ 备孕瑜伽助你好"孕"

备孕瑜伽主要是在传统瑜伽的基础上提取一些针对局部养护的体式。备孕期女性在孕前开始练习，不仅能改善体质，增强卵子的活力，提高受精卵的质量，还有利于调节内分泌系统，保护受精卵顺利着床，轻松实现好"孕"。另外，备孕瑜伽注重情绪的放松与日常压力的缓解，通过练习，备孕期女性能在心理上为怀孕做好准备。

▷ 放松身心

孕妇瑜伽，一方面藉由瑜伽的延展动作，如跪拜猫式呼吸、侧边延展式等，不但可舒缓紧张而疼痛的肌肉，瑜伽呼吸法也能帮助肋骨伸展及加强胸腔与背部肌肉的弹性，让准妈妈身体更放松；另一方面，准妈妈因为怀孕分泌的孕激素增加而引起心烦、气躁、易怒、伤感等不良情绪，孕妇瑜伽呼吸法和冥想可以使准妈妈放松紧张、焦虑的情绪。除此之外，孕妇瑜伽还能帮助孕妈妈平缓生产的焦虑、紧张和恐惧感，使分娩更加顺利和安全。

▷ 改善血液循环

经常练习瑜伽，可以改善准妈妈的血液循环，加强肌肉的力量和伸缩性，增强髋部、骨盆和脊椎的灵活性，缓解腰酸、背疼、腿胀，强化关节及肌肉，预防骨骼耗损和肌肉劳累。

控制体重

练习孕妇瑜伽，一方面能够增强肌肉的弹性，提高肌肉组织的柔韧度；另一方面能够消耗热量，有助于准妈妈在孕期控制体重，在产后尽早恢复良好身材。

调节睡眠

孕早期，准妈妈由于开始出现食欲减退、偏食、恶心、呕吐、头晕、倦怠等早孕反应，常常会焦虑、紧张，因此，睡眠质量变得不好。而孕晚期随着胎儿的长大，脊椎被迫向后弯曲，腰酸背痛、尿频等又会严重影响准妈妈的睡眠质量。练习孕妇瑜伽可以消除影响孕妈妈睡眠的不利因素，调节身心，让准妈妈入睡更容易，睡得更香。

调节骨盆，帮助分娩

孕期，孕妇会因为身体的不断变化而处于精神紧张的状态，尤其是背部要承受新增的压力。瑜伽练习能平衡身体并保持良好的体态，还有助于分娩前打开骨盆。这对于缓解或减少生产过程中的痛楚和不适大有帮助，可以让准妈妈享受到产程缩短的幸福。

让胎儿健康成长

瑜伽的许多坐姿都能按摩腹部器官，促进准妈妈的肠胃消化，增强吸收功能，这样不仅能为自己补充营养，还能为胎儿提供充足的养分，使胎儿健康成长。同时，由于胎儿与母体是血脉相连的，准妈妈在做体式时就意味着和胎儿一起做运动，并在运动中与胎儿建立更亲密的关系。胎儿得到适当而温和的刺激与按摩后，对外界的反应会增强，从而变得更加灵活敏锐。

3

美丽孕妈妈瑜伽练习五要点

孕妇瑜伽有诸多好处，但对于准妈妈们来说，毕竟身体情况特殊，在练习时也要注意一定的方式和要点，才能达到良好的锻炼效果，并避免运动伤害的发生。

不是每个孕妇都适合做瑜伽

孕妇瑜伽虽然好处较多，但在你决定做瑜伽之前，先咨询你的产检医生，并遵从医生的建议。

一般，有习惯性流产史或早产史；胎动异常；患有心血管疾病或有呼吸系统疾病；怀孕期间出现腹部痉挛绞痛，下体点滴性出血或大量出血现象；怀有双胞胎或多胞胎；胎盘前置；宫颈关闭不全等情况的孕妈妈通常不宜运动，或者等症状消失后才能运动。

如果医生同意你练习孕妇瑜伽，你也需要时刻关注身体的反应。如果你感觉明显的胸部疼痛、羊水渗漏、特别渴或尿频、体重增长过快或者持续背疼，应该立即停止练习，并咨询医生。

练习宜安排在孕 3 月后

一般来说，怀孕前一直有练瑜伽的女性，怀孕期间均可继续练习，直至分娩前一个星期改为练习简单的动作及瑜伽呼吸法。

不过，对于没有瑜伽基础的孕妈妈来说，在怀孕的前 3 个月，由于胎儿尚处于胚胎阶段，胎位不稳，这个时期的孕妈妈需要静养，不要做运动。孕妇可以慢慢散步，防止剧烈运动导致流产。

怀孕 3 ~ 7 个月时，胎儿各方面发育已经比较稳妥，孕妇可以通过做一些比较简单、安全的瑜伽动作来放松身心。但是，自己是否适合运动，适合做哪些瑜伽体式，建议还是在专业医生和瑜伽教练的指导下进行。在做瑜伽运动的时候如果有任何的不适，都要立刻停止，及时就医，以孕妇和胎儿的安全为重。

练习强度以自感舒适为宜

在运动锻炼中，强度太小起不到锻炼的作用，强度太大则会使身体过于劳累甚至有危险，尤其是对孕妈妈来说，把握合适的运动强度，才能达到锻炼的效果，并避免运动伤害的出现。孕妈妈应该如何判断自己的运动强度是否合宜呢？

一般建议，孕妇练习瑜伽时通常是每周 2 ～ 3 次，每次运动 15 ～ 30 分钟，以自己身体舒适为宜。如果孕妇无法确定自己的运动强度是否合宜，可以通过"讲话测试"来判断。当锻炼时能够连续讲话，无需停下来喘气，说明心率在正常范围内，锻炼强度合适；如果气喘、说话困难，那么就要减小活动量，直到感到舒服为止。

循序渐进慢慢加量

如果准妈妈没有流产史，身体很健康，只要身体状况良好，就可以进行一些轻柔的增强身体力量和提高肌肉柔韧性与张力的锻炼。但需要注意的是，不可突然加大运动量和延长运动时间，运动量的增加要随时请教瑜伽教练，并根据自己的身体情况量力而行，切不可盲目练习。

选择安全、适宜的动作

瑜伽中的动作非常多，对于孕妇而言，从中选择适宜的动作，才不会产生运动伤害。通常，孕妇宜采取躺姿或坐姿的动作，呼吸法以扩展胸腔的练习为佳。同时，孕妇应避免后弯类动作，腹部着地或腹部训练的动作，深度扭转类动作，倒立等，以防运动危险。

在整个妊娠过程中，孕妈妈可以练习不同的瑜伽姿势，但不论选择何种姿势都要因人而异，与个人的身体状况相协调。练习时如有不适感，要马上请教瑜伽教练调整，切不可盲目跟风练习。

准妈妈的运动准备

经过前面的介绍，相信你已经对孕妇瑜伽及其练习要点有所了解。但是在正式开始练习前，你还要准备一些合适的辅助工具。同时，为了达到更好的锻炼效果，你也要关注练习环境和安全方面的细则。

瑜伽练习的辅助工具

合理运用瑜伽辅助工具，使一些难度稍高的瑜伽体式不再显得困难，克服身体的各种问题、通往身心健康的路途也不再遥不可及。一般孕妇瑜伽常用的辅助工具有：

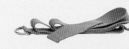

瑜伽带

瑜伽带用来帮助准妈妈拉伸手臂和双腿。用长绳也可以，长度应为 1.5 ~ 2米，不要太细，以方便手握为准，要有一定的强度。

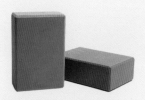

瑜伽砖

瑜伽砖有塑料材质的，也有木制的，主要用来帮助准妈妈更容易地做体式。如果家里没有买瑜伽砖，可用方形的木块或将几本书摞起来代替。

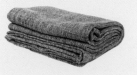

薄毯

可以在休息时用来保暖，也可以叠起来当垫子用。

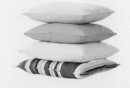

软靠垫

用椅子上的靠垫就可以，在做坐姿、仰卧、俯卧等动作时，可以将靠垫垫在身下，以降低动作难度或让自己更舒服。

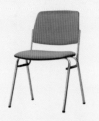

辅助椅

孕妇的腹部隆起，有时难免会重心不稳，在练习一些体式时可以借助椅子稳定重心。因为椅子有着力点，可以减小身体动作的张力，为准妈妈提供额外的支撑。

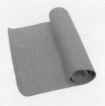

瑜伽垫

瑜伽垫一方面有防滑的作用，在做瑜伽动作时可增强稳定性和抓力；另一方面可保护身体与地面接触的部位，例如：做跪姿练习时，避免膝盖和脚踝受到压迫而疼痛。专业的瑜伽垫有厚薄之分，可以依据个人喜好选购。

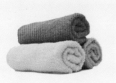

毛巾

选择不会掉落棉屑、触感柔软细腻、吸汗性好的毛巾。毛巾可以用来擦汗以保持身体洁净，也可以垫着以保护身体部位，还可以代替瑜伽带用来辅助动作的完成。在练习双手支撑的瑜伽体式时，可以将毛巾叠成长条，放在掌根下方，防止腕关节受伤。

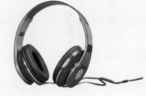

音乐

练习瑜伽时有轻松、自然、宁静、优美的音乐相伴，能让准妈妈感觉更放松，练习瑜伽的效果也会更好。孕妇在练习时，可以选择有虫鸣鸟叫或海浪声的轻音乐，营造出在大自然中的环境，帮助心情平静。

练习环境的选择

　　孕妇练习瑜伽的环境，通风良好，室温维持在 20℃ ~ 23℃。光线方面以躺着时，不觉得灯光刺眼即可，整体而言，营造柔和的气氛为佳。如果是炎热的夏天，室内开着冷气，也要注意空气流通，保持呼吸顺畅，房间里的人数不要突然增加，使得氧气减少，而造成孕妇呼吸不舒畅。如果经济条件许可，建议孕妇选择专门为孕妇开班授课的瑜伽教室，并在专业教练的指导下进行练习。同时，由于团体上课，孕妇更能坚持锻炼。

　　除了室内练习外，孕妈咪可以在家人的陪同下，带着练习用的垫子到公园或户外的树荫下练习。在氧气充足，伴随大自然间虫鸣鸟叫的环境中练习，能帮助心情放松，提升锻炼效果。

瑜伽练习安全细则

　　正确的练习动作都可能对孕妈妈造成伤害，即便在怀孕前一直从事瑜伽练习，或是怀孕后参加过专业孕期瑜伽培训，又或是自觉已经熟练掌握孕期瑜伽动作要领的孕妇在练习孕妇瑜伽时都要注意以下安全细则：

● 练习前如果感到身体不适，可先询问教练或妇产科医生。

● 尽量于用餐后 2 小时或轻食后 1 小时进行瑜伽练习，若练习时间与用餐时间相当接近，可以减少进食量，尽量避免在饱食的状态下练习。

● 选择合适、有承托力、吸汗性好的运动服，便于练习。

● 检查练习区域，确保没有可能划伤自己或将自己绊倒的物品，并检查地面，保证地面不滑。不要在光滑、过硬的地板上和过软的沙发上练习，以免受伤。

● 在做瑜伽练习前一定要充分热身，充分了解自己的身体状况后再活动。

● 练习瑜伽前要仔细阅读体位法的练习步骤、动作要点和注意事项。在进行某个体位法时，要记住相关内容。在开始练习一个新姿势时，一定要谨慎，不能过猛。

● 练习时集中精神，把注意力放在进行的动作上，精力不集中很可能导致受伤。

● 练习每组动作后，都要留出足够的放松时间，以便快速缓解压力，消除肌肉紧张和充血现象。如果有恶心、呕吐、头疼、头晕、眼花、呼吸困难、胸闷以及大量出汗等症状，应立即停止锻炼，并且马上联系医生。

● 坐、立、卧时动作要缓慢，以免拉伤背部。站起来或坐下去时，应该先侧向身体的一边，并用手或腿作支撑。由于孕妇的血压比正常人的要偏高或偏低，如果太快地起身或蹲下，可能会产生晕眩。

● 练习时不要过度拉伸，因为怀孕期间，孕妇体内会分泌一种名为耻骨松弛激素的荷尔蒙，会让韧带产生松弛的结果，韧带过度拉伸会让关节松动，由此对身体产生负面效果。

● 怀孕后期，准妈妈体重增加，身体的重心平衡发生变化，练习瑜伽体式时可以让家人帮忙，也可以借助椅子或靠着墙练习。

● 孕晚期，仰卧的姿势会引起血压降低，这是子宫压迫了给胎盘运输血液的血管而造成的。孕晚期锻炼时可尽量选择侧卧位，或者在半边臀部以下放一个软垫，使背部产生一定倾斜。

● 瑜伽练习后，孕妇可平躺，放松全身肌肉，充分地吸、吐，将呼吸调整好，藉由休息的过程，享受练习瑜伽时的愉悦感。如果到了后期，肚子变得很大，平躺会不舒服，也可侧躺。

● 随着妊娠时间的增加，躺在地面后身体站起来会变得越来越困难。一个简单的办法是身体滚向右侧，左手撑地，用力撑起身体并坐起，再慢慢站起来。

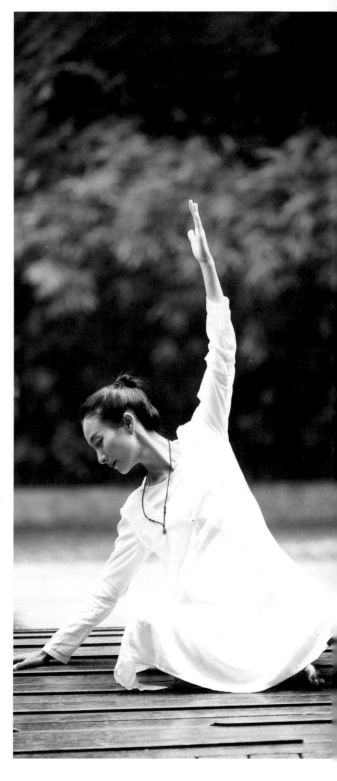

冰冻三尺非一日之寒，崇尚优生优育的现代人，要想有一个优质的宝贝，怎能忽视备孕的重要性？如果能遵照瑜伽科学建议的饮食方式调整每日膳食，就能改善个人体质，使之变得更适合于怀孕；如果在备孕期间开始练习瑜伽，则能帮助准妈妈打造一个温暖健康、适合生育的体内环境，还能增强肌肉的力量，更有利于分娩。

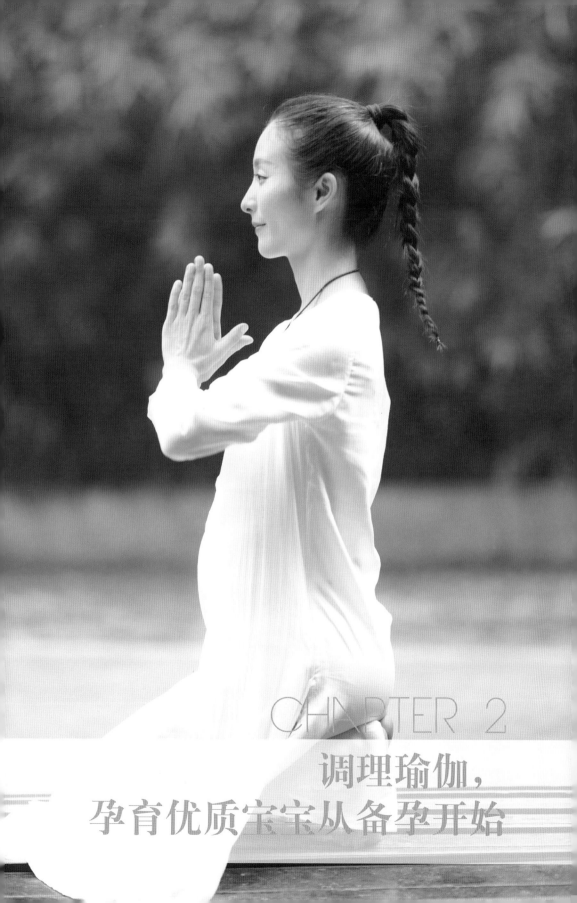

CHAPTER 2
调理瑜伽，
孕育优质宝宝从备孕开始

开启备孕计划

在印度，很多女性准备怀孕的时候都会系统地练习瑜伽，一方面是调理身体状况以准备迎接新生命的到来，另一方面也是平静自己的思想，以见证生命的奇迹。现在，用瑜伽来调理备孕的女性越来越多，她们都从中感受到了身体和心灵等多方面的好处。

备孕与瑜伽饮食

备孕期间特别要注意饮食的健康，这样才能为日后孕育出健康又聪明、漂亮又可爱的宝贝做好铺垫。在古老的瑜伽观念中，食物，对我们身心和精神的健康有巨大的影响。瑜伽科学将人的身体比作汽车，食物则比作引擎的燃料，燃料质量越高，汽车性能越高。饮食在瑜伽生活方式中，也是至关重要的一环。瑜伽提倡有利于身体健康并洁净的食物，它将食物分为三种类型：

悦性食物

包括水果、大部分蔬菜、牛奶及乳类制品，坚果、五谷、豆类及大豆制品（豆腐、豆浆等），温和香料及绿茶，以及使用少量调料烹饪或调配的新鲜、健康、纯净的菜式。这些食物可以使身体变得健康、纯洁、轻松、精力充沛，使心灵得到宁静和愉快，有益身心，并能创造一个更精细敏锐的身体和神经系统，以使人获得更多智慧。

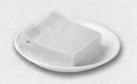
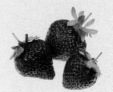

变性食物

包括酒、咖啡、浓茶等加工程序繁琐的饮料；刺激的调味品、酱油、白萝卜、海带、巧克力、可可、汽水等；还包括各类煎、烤、炸的食物。这些食物被认为可以提供能量、有益身体，但不一定有益心灵，多吃会引起身心浮躁不安。

惰性食物

通过各种刺激性调料品烹制而成的肉类、鱼类、洋葱、菌菇类等（包括过量放盐、味精、大料）；还有芥末、葱、蒜、烟草等；以及所有不新鲜、陈腐的食物。这些食物被认为容易引起懒惰、疾病和心灵迟钝，对身、心都无益。

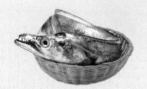 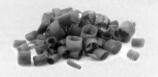

古老的瑜伽观认为，为了达到身、心的健康平静，应该多吃悦性食物，少吃变性食物，尽量不吃惰性食物。另外，除了对食物的分类要求外，瑜伽饮食还需要均衡、有节制。《瑜伽之光》中描述瑜伽练习者应该吃自身食量 50% 的固体食物，25% 的水，还有 25% 是留给胃的空间以便于消化。因此，即使是悦性食物，吃的过多也是不符合瑜伽饮食观的。这古老的智慧结晶与今时今日科学所倡导的备孕期间的饮食宜忌不谋而合，将瑜伽的观念与今天科学知识相结合就能助您备孕一臂之力。

像瑜伽提倡的那样，备孕期间饮食应以清淡为主

清淡主要是指少油（食用油、酱油等）、少盐、少调料（味精、辣椒、香料等），尽量以接近天然的方式制作食物。食用这样的食物能够愉悦身心，调整人体状态。

多方面营养作为辅助。即适当添加瘦肉、蛋类、奶制品、海产品（鱼、虾等）、坚果等。同时避免高热量、高糖分，用均衡的营养膳食迎接创造新生命这个重大的挑战。

提倡多吃小米、燕麦、坚果、深绿色叶菜（如西兰花、小白菜、油菜）、苔菜、深红黄色蔬菜水果（如番茄、红萝卜、南瓜）、菌类等。这些食物能够补充人体内所必需的矿物质、维生素和纤维素，以保证卵子受精过程顺利进行。例如：常见坚果中的花生、核桃和芝麻，就能有效提高备孕夫妇的精卵活力，从而提高受孕几率。

少喝酒水饮料，多饮清水。饮料包括咖啡、茶、可乐等，清水则是矿泉水、白开水。清澈的水质能够很好地改善人体内循环，帮助人将体内毒素排出体外。

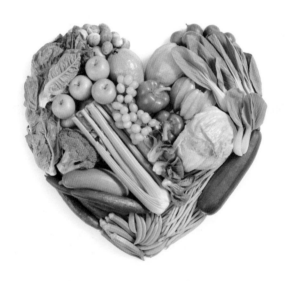

自古至今，瑜伽文献和觉悟的瑜伽导师们都曾描述过，吃某些食物就能让人活力十足、心境澄明、精神愉悦。而这正是备孕夫妻所需要达到的身体和精神状态。瑜伽饮食多甜而多汁、美味可口、营养丰富且易于消化（例如：水果，它自身含酶，下肚后只需 30 分钟就能完成消化）。还有助于减轻动脉硬化，促进血液流动，这意味着心脏无须为了氧气和养分的运输而过度劳动，使人更年轻、更有活力。食用此类瑜伽食物，有利于身心达到深度和谐的理想状态。因此，对每一对将怀孕生子提上日程的备孕夫妇来说，瑜伽饮食都是非常不错的选择。

练习备孕瑜伽好处多多

　　说到放松身心，就不得不提备孕瑜伽了。备孕瑜伽也是瑜伽中的一种，它是在传统瑜伽的基础上提取一些针对局部护养的体式，让女性心境平和，并且有效改善身体内循环。备孕期女性练习瑜伽好处非常多，建议从计划怀孕的前半年就开始练习。

● 增强卵子的活力，提高受精卵的质量；

● 改善体质和调节内分泌系统，保护受精卵顺利着床；

● 增强免疫力，防止孕期被病菌感染；

● 消耗体内多余的脂肪，避免孕期发生并发症；

● 帮助情绪的放松与日常压力的缓解。

　　做备孕瑜伽，尽量选择基础瑜伽、哈达瑜伽这样的温和型瑜伽，而不要练阿斯汤加瑜伽或高温瑜伽那样的力量型瑜伽。慢速的瑜伽能给你更多的时间和空间来放慢呼吸、平静心灵。虽然是简单的温和型瑜伽，还是建议在专业的瑜伽教练指导之下练习。练习之前做好充分的热身运动，时间为 3 到 5 分钟，包括颈部、肩膀、手肘、手腕、腰部、脚踝、膝盖等部位的简单活动。练习时的背景音乐也很重要，应该选择一些舒缓、平和、放松的音乐，让练习的效果事半功倍。

　　保持平静而快乐的心情对平时工作任务繁重而又准备怀孕的女性来说尤其重要。如果育龄女性长期处于压力中，生殖激素的分泌将会失调，这会扰乱排卵，使怀孕变得困难。

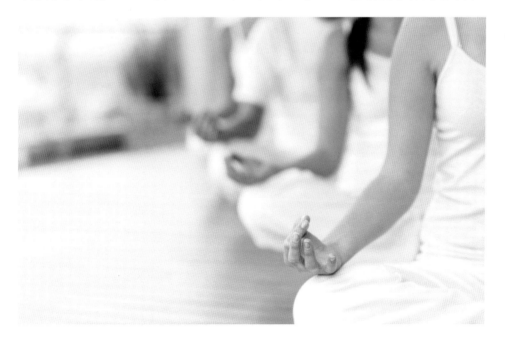

特别是有些女性在备孕阶段就开始紧张焦虑，瑜伽能减轻她们的心理负担，让备孕更加积极，受孕过程也更顺利。总之，对于备孕阶段的女性尤其是那些因为压力过大而引起不孕的女性而言，练习瑜伽一方面可以强身健体，另一方面可以舒缓生活中繁重的压力，加大受孕概率。

当然，如果要宝宝的压力让夫妻双方都倍感无力，就可以两个人一起做瑜伽。夫妻双双弯曲和伸展身体，不但能够使两人都得到放松，而且还有机会在卧室以外的地方亲密接触，共享美好时光，更有利于备孕。

孕前计划细安排

怀孕前先做一个周全的计划会给妊娠带来好的开始。这样，你不但可以在心理上做好怀孕的准备，而且能够采取一些措施，以增加受孕机会，从而拥有一个健康又聪明的宝宝。

女性备孕必知

女性应该关注自己的生理周期及身体的各项指标，为迎接小生命的到来做好充足的准备。

● 孕前检查的意义在于防患于未然，及时发现问题，积极采取措施，对身体进行调整，为顺利受孕、生产提供保障。备孕妈妈要足够重视。

● 受孕前半年完全停止服用避孕药。因为口服避孕药的吸收代谢时间长，停药6个月内，尽管体内药物浓度已不能产生避孕作用，但对胎儿仍有不良影响。

● 受孕前进行风疹疫苗注射。接种疫苗后至少应避孕3个月，以免疫苗在孕早期导致感染。如果已经怀孕，就不应该接种，以免发生胎儿感染。

● 及早开始服用叶酸，保证怀孕后体内叶酸达到一定的浓度，预防胎儿畸形。

● 可制作一张排卵周期表。排卵试纸和温度计可以帮助你得知什么时段是你的适宜受孕期，也可以知道你是否有排卵不规律的问题。如果存在排卵不规律问题，应及时进行调整，以便合理安排受孕时间。

● 管理好自己的体重。准备怀孕的妇女要实现标准体重。如果你的体重超常，偏瘦或偏胖，都会使怀孕的机会大大降低。清瘦的女性，应注意多增加优质蛋白质和富脂食物的摄取；肥胖的女性，应在积极减肥运动的同时，适当控制热量摄取，少吃油腻、甜腻食品，争取将体重减到正常。

● 制定科学的健身方案，以提高备孕妈妈身体的耐久性、力量和柔韧性。备孕妈妈至少应在怀孕前3个月开始健身，这样可以使孕期生活更加轻松。健身运动包括慢跑、游泳、瑜伽等。

● 可以开始使用孕妇专用护肤品。孕妇专用护肤品，就是适合孕期女性使用的日常护肤品。孕妇护肤品具有天然性、安全性、专业性、有效性、基础性五个特征，产品不含重金属、酒精、激素、矿物油和化学香料，对胎儿和孕妇都无伤害。孕妇护肤品是根据女性在孕产期肌肤养分结构与肌肤生理特点和使用安全性，专业配制的肌肤养护产品，备孕期可以提前开始使用，能够避免其他护肤产品所含的有害物质进入体内伤害卵子健康。

● 保证充分的休息和睡眠。现代女性大多都有自己的一份事业，备孕时期正巧也赶上工作忙碌的事业上升期。但是值得注意的是，这时也请你保证好充分的睡眠和休息，否则，因为内分泌失调而导致的激素混乱，还有免疫力下降等都不利于怀孕。

● 远离电子产品的辐射。让笔记本电脑和手机远离你，因为它们发出的电磁场可能降低卵子的质量。如果你的工作环境本身辐射较为严重，那么应该考虑及早穿着防辐射服或者改变工作环境。

● 自我减压。适量减少工作量，让自己有一个轻松的心情。同时也可以试着练习备孕瑜伽，既放松心情又锻炼身体。

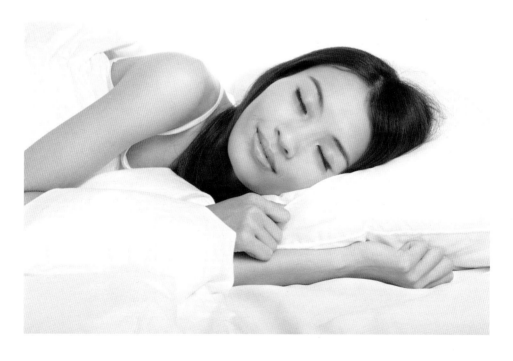

男性备孕必知

男性在备孕期也应该充分意识到自己的身体对即将来到这个世界的小生命的重要作用。

● 备孕男性的健康对孕育很重要，检查必不可少。备孕男性主要检查生殖系统、前列腺和精液等。

● 从事特殊工种的已婚男子应注意让妻子怀孕的时间。如从事喷洒农药、除草剂等工作的，至少在停止工作 70 天时间内，应避免妻子怀孕。

● 肥胖男性在减肥过程中，不能让妻子怀孕。因为在肥胖人的体内，贮存有更多的有害化学物质，某些脂溶性的化学物，如六六六等有机氯农药和致癌化学物多氯联苯都贮存在脂肪中。一般说来，在脂肪组织中沉积的环境污染物，对人的毒害作用较小，但在快速减肥过程中，体内储备的脂肪便会很快重新分解代谢，而蓄积在脂肪中的毒物，也随之游离出来进入人的血液之中，进而对精子造成直接或间接的危害。

● 避免热盆浴、桑拿以及紧身衣服。当睾丸保持凉爽的时候，睾丸功能较好。适宜的温度是比体温低几度。蒸汽桑拿设备、紧身牛仔裤、比基尼内衣都会使睾丸过热，抑制生育能力。为了保护睾丸，穿宽松裤子和宽松短裤更好。

● 经常骑车的男性注意自行车车座对生殖器的影响。经常骑自行车有一个意想不到的惊人副作用就是阳痿。南加利福尼亚大学医学院的一项研究发现，自行车车座对腹股沟区的持续压力会破坏这里的动脉和神经。解决办法则是，用那些人类环境改造学专门设计的车座，可以缓解这种压力。

● 不要滥用药物，更不要使用含雌激素的护肤脂。不少化学药品，如雌激素、利血平、氯丙嗪等均会影响精子的生存能力和使畸形精子的数目大量增加。

● 要戒除烟酒。酒对精子的损害，早为人们所熟悉，烟中的多种有害物质会杀伤精子。至少应在受孕前 3 个月就停止喝酒、吸烟。

● 男性还要保持良好稳定的情绪。若经常忧郁、烦恼、或脾气暴躁，会使大脑皮质功能紊乱，造成神经系统、内分泌功能、睾丸生精功能以及性功能不稳定，影响精子的产生和质量。

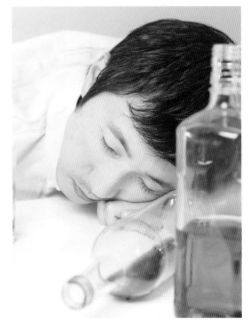

心理调适

无论男女都需要在心理上做一些调整，以便迎接接下来生活上的变化。

● 丈夫需要接受妻子孕期的变化：妻子形体、饮食变化、情绪变化、生活习惯变化以及对丈夫的依赖性的增加。

● 接受未来生活空间的变化：小生命的诞生会使夫妻双方感觉生活空间和自由度较以前变小，往往会因此感到一时难以适应。

● 接受未来情感的变化：无论夫妻哪一方，在孩子出生后都会自觉或不自觉地将自己的情感转移到孩子身上，从而使另一方感到情感的缺乏或不被重视。

● 接受家庭责任与应尽义务的增加：怀孕的妻子需要丈夫的理解与体贴，尤其平时妻子可以做的体力劳动，在孕期大部分都会转移到丈夫身上；孩子出生后，夫妻双方对孩子的义务与对家庭的义务都在随着时间的迁移而增加。

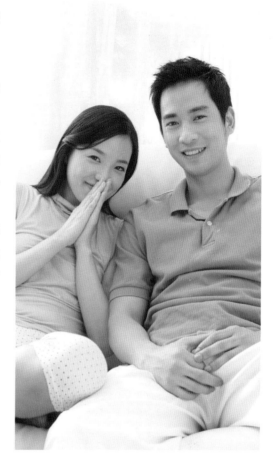

其他

● 如果决定怀孕，在怀孕前三个月就要做好准备。

● 选择适宜季节受孕，每年的七、八月是受孕的适宜季节。

● 不能照射 X 线，不能服用病毒性感染或慢性疾病药物。

● 不要再跟宠物腻在一起。宠物身上可能带有各种寄生虫，例如：猫身上非常常见的弓形虫，与它们亲密接触会增加感染这些寄生虫的危险，从而提高人体的患病率，对优孕没有好处。

● 整理居室环境，以方便怀孕后的行动。把可能绊脚的物品重新归置，留出充足的空间；经常使用的物品要放在站立时方便取放的地方；清理一下床下与衣柜上的东西，调整一下厨房用品的位置；把晒衣架或晒衣绳适当调低；在卫生间及其他易滑倒的地方加放防滑垫。

瑜伽调理好"孕"来

备孕瑜伽主要包括在传统瑜伽基础上提取的一些有针对性的体式，其主要目的是让女性的心境平和，并帮助其改善身体的大环境。初学者应该在教练指导下练习，如有不适立即停止，以免受伤。

坐式腰背强壮功——远离腰酸背痛

坐式腰背强壮功对于长期伏案的女性很有帮助，能舒缓颈、肩和上背部的紧张，可改善圆肩、驼背等不良体态。备孕阶段不妨多练习该体式，加强下背部力量，怀孕后就可以远离腰背酸痛了。

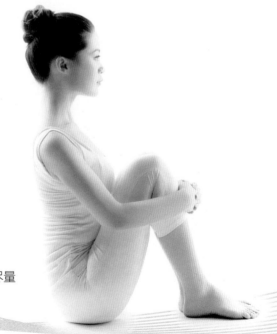

Step1

坐立，屈双膝，双手抱膝，尽量将膝盖拉向胸膛，挺直腰背。

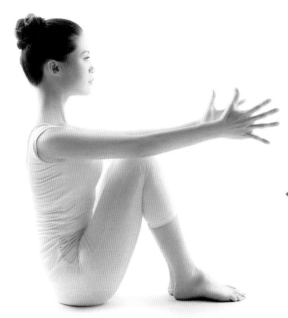

Step2

呼气，双臂自体前平举，掌心相对。

Step3

吸气,向两侧水平打开双臂,始终保持双臂与地面平行,扩胸,挺直背部。

练习小叮咛:
双臂向两边端平时，放松肩膀下沉，然后再向外扩展。

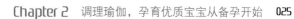

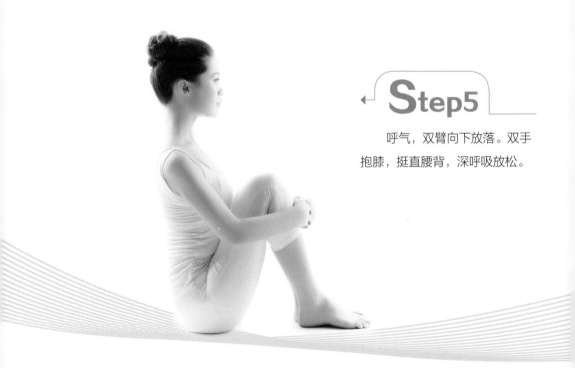

Step4

呼气，双臂水平内收，回到体前平举。

Step5

呼气，双臂向下放落。双手抱膝，挺直腰背，深呼吸放松。

清理经络调息——提高免疫力

清理经络调息，通过用左右鼻孔交替式呼吸的方法清理左右经脉，让生命之气畅通地流动。备孕期女性经常练习可以提高免疫力，预防各种呼吸道疾病，还能改善食欲，帮助营养的消化吸收。

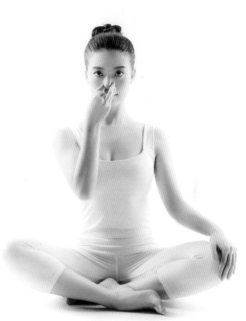

Step1

以舒适坐姿坐好，背部挺直，双眼放松，逐渐把注意力集中在呼吸上。伸出右手，弯曲食指和中指，大拇指和无名指抵于鼻翼两侧；大拇指压住右鼻孔，以左鼻孔吸气。

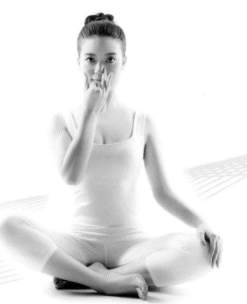

Step2

用无名指压住左鼻孔，以右鼻孔呼气；然后，以右鼻孔吸气，压住右鼻孔，以左鼻孔呼气。这是一个回合，可做 25 个回合。

半蝴蝶式——增强子宫能量

半蝴蝶式不需要跟腱松弛就可以很好地伸展下背部，尤其针对后背部的韧带，刺激脊柱的血液循环并缓解背痛，其能拉伸骨盆，伸展侧腰肌、腿部肌肉群，还能够刺激腹部血液循环，保养子宫。

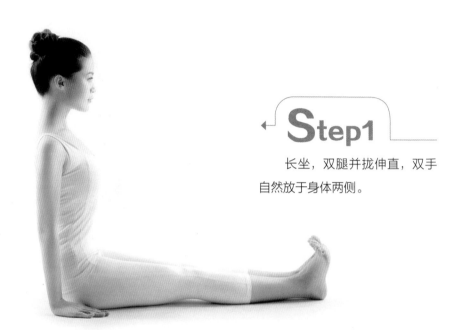

Step1

长坐，双腿并拢伸直，双手自然放于身体两侧。

Step2

右腿伸展，左腿弯曲平放在地面上，左脚心贴在右大腿内侧。俯身，双手支撑在前方，额头触地。

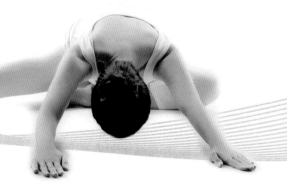

Step3

左手搭放在右腰，右手握住右脚尖，身体向右侧弯，尽量使身体向下。

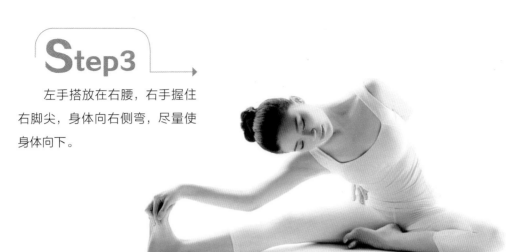

Step4

身体向右腿方向扭转，双手抓住右脚，身体下压，尽可能让腹部贴到大腿上。保持2~3次呼吸。吸气，缓缓地起身，两臂放平，放松，然后换另一侧继续练习。

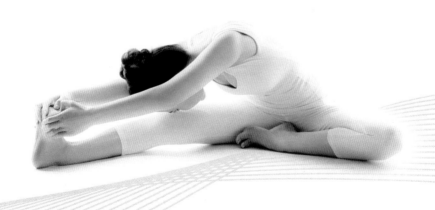

练习小叮咛：练习时腰部放松。如果有坐骨神经痛，抬高臀部直到膝盖低于臀部，或者避开这个体式。

虎平衡式——修身排毒

虎平衡式调动了全身肌肉,优化了全身线条,还有利于脊柱的拉伸,预防驼背。此外,它还能按摩腹部器官,增强消化系统功能,加速毒素的排出,是备孕期女性值得一试的体式。

Step1

身体呈四脚板凳状跪立,双手和双膝着地。双臂、双大腿分开一肩宽,且与地面垂直。

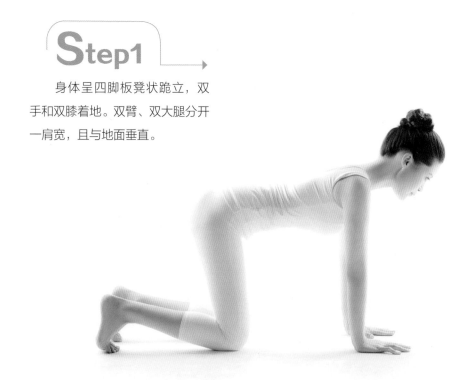

练习小叮咛: 在练习过程中,保持双肩的放松,不要耸肩,也不要向外翻转髋部,应使髋部与地面平行。并将注意力集中在臀部,充分体会臀部肌肉收紧的感觉。

Step2

呼气，同时抬起左手臂和右腿，直至与地面平行。（请
教练站在您屈腿的一侧，用身体给予您支撑，并扶住您的髋部，
使其保持与地面平行。）

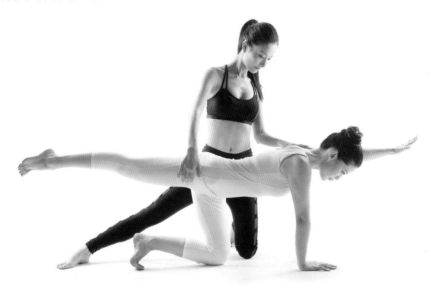

Step3

呼气，身体还原初始跪姿，
换另一边练习。

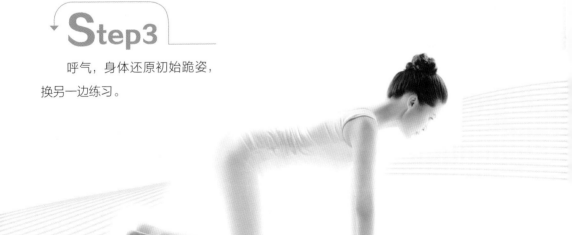

弓式——调节激素分泌

弓式，使脊柱向后得到了充分的伸展，对脊柱有保健作用。这个体式还能作用于肾上腺、甲状腺腺、脑下垂体及性腺，促进分泌腺的细胞活动，维持正常的激素分泌。让备孕期妈妈保持正常的激素水平，更容易受孕。

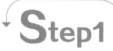

俯卧，下巴点地，双臂放于身体两侧，掌心贴地。

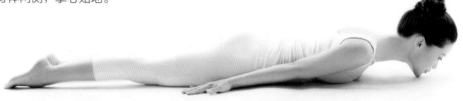

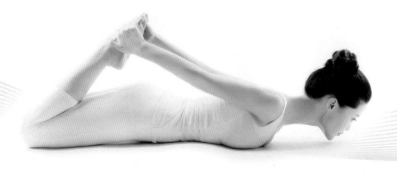

弯曲双膝，将小腿尽量收近臀部，双手向后抓住双脚脚踝。

Step3

吸气，双臂带动腿部向上抬离地面，使身体呈弓状，顺畅自然地呼吸，保持数秒钟。

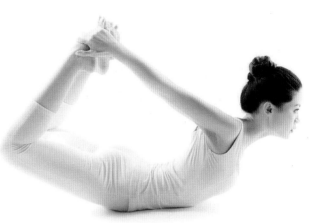

Step4

呼气，由教练辅助，先让上半身缓缓着地，使下巴点地、脚后跟触臀，继而放开双手，双腿还原至初始位置。

练习小叮咛： 弓式对身体的柔韧性和平衡能力要求很高，需要慢慢练习，切勿急进。此外，背部和脊椎受过伤的人不宜练习，患有甲状腺肿大和肠胃疾病的人也不宜练习。

半莲花单腿背部伸展式——疏肝解郁

半莲花单腿背部伸展式让腹部器官得到按摩，既能促进血液循环，加速新陈代谢，又能增强肝经、疏理肝气，调节备孕期女性紧张、忐忑的情绪，让备孕期女性轻松、健康备孕。

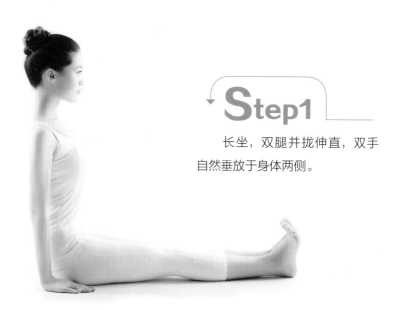

Step1

长坐，双腿并拢伸直，双手自然垂放于身体两侧。

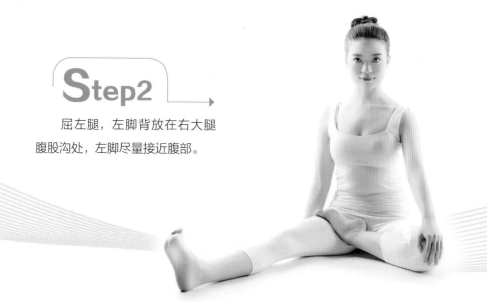

Step2

屈左腿，左脚背放在右大腿腹股沟处，左脚尽量接近腹部。

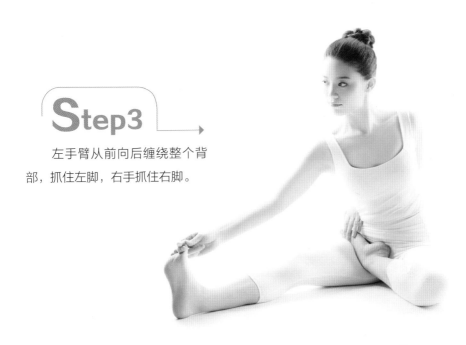

Step3

左手臂从前向后缠绕整个背部，抓住左脚，右手抓住右脚。

Step4

吸气时，身体尽量向上挺拔，呼气时，身体尽量转向左后方，保持自然呼吸。还原后，换另一边练习。

练习小叮咛：
如果手脚不能相触，可将手放在身体后面支撑身体。注意力集中在背部。

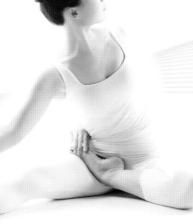

金刚坐牛面式——舒展上肢关节

办公室女性大多都是坐着的，肩颈部常会觉得僵硬、酸痛，不妨在闲暇时多多练习此式，可改善工作的疲劳，缓解压力，灵活腕、肘、肩关节，强化骨盆和膝关节，为备孕增添活力。

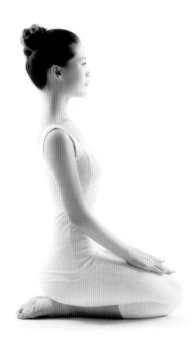

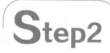

Step1

金刚坐坐好，调整呼吸。

Step2

吸气，右臂上伸，屈肘；呼气，左手扳右肘，尽量让右手放低到两个肩胛骨之间，左臂向背后屈起，双手在背后相接触。

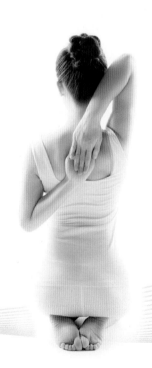

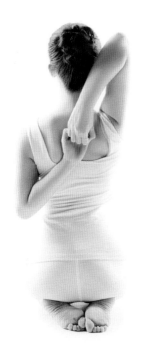

Step3

两手手指相扣，挺直脊背，目光平视，保持 20 秒钟，自然地呼吸。

Step4

松手，甩动放松，回到初始体位，换另一侧继续练习。左右各练习 3 次。

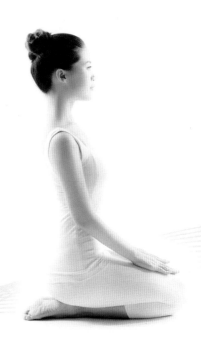

练习小叮咛： 在练习时，保持空腹，把意识力集中在胸部。如果肩部僵硬，两手互相够不到，可以用抓住毛巾两头的方法来代替或做单边，即一手扶住弯曲手的手肘。

直角式——锻炼腹部肌肉

孕期时腹部要容纳越来越大的胎宝宝，所以，怀孕前腹部软趴趴可不好。不妨在备孕期练一练直角式。练习此体式时如果感觉到整个脊柱自尾骨向颈部延伸，双腿的后肌群有拉伸紧张感，才算做到位。

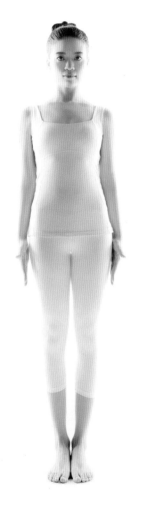

Step1

站立。双腿伸直并拢，双臂自然垂于体侧。

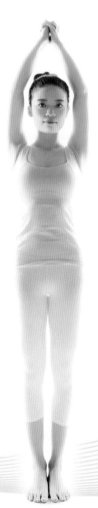

Step2

吸气，双手十指交叉握拳，高举过头。

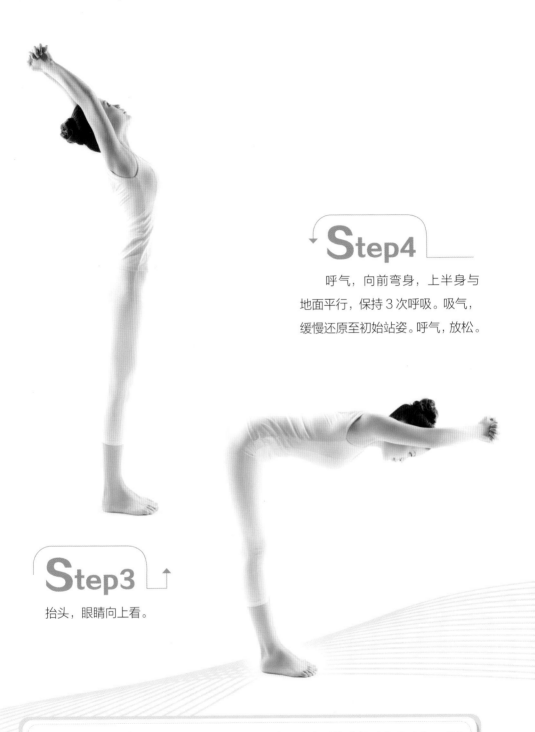

Step4

呼气，向前弯身，上半身与
地面平行，保持 3 次呼吸。吸气，
缓慢还原至初始站姿。呼气，放松。

Step3

抬头，眼睛向上看。

练习小叮咛： 初学者为了保持稳定，建议俯身时扶着椅子完成动作，避免跌倒。上半身向下倾斜时，背部不要弓起，腹部要收紧，双腿伸直，始终保持双臂肌肉的紧张感。柔韧性欠佳的备孕妈妈可以将双腿稍微打开。

桌子式——强化腰背肌

桌子式是胸腹部朝上、手脚着地的体式，对四肢和腰部的力量要求很高。备孕期女性可以经常练习此体式，对于加强背部肌肉，舒缓和延展下背部肌肉，预防孕期的腰酸背痛有很好的作用。

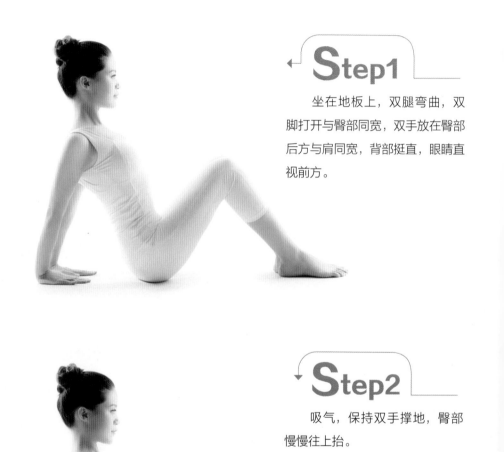

Step1

坐在地板上，双腿弯曲，双脚打开与臀部同宽，双手放在臀部后方与肩同宽，背部挺直，眼睛直视前方。

Step2

吸气，保持双手撑地，臀部慢慢往上抬。

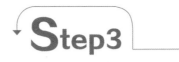

Step3

臀部再往上抬高，上半身平行于地面，整个身子像张桌子。头往后仰，双脚踩地，双腿保持平行，保持自然呼吸，坚持 10 秒钟。

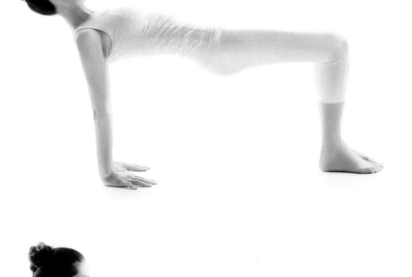

Step4

吐气，臀部慢慢下降到地板上，头回正，恢复至坐姿。

练习小叮咛： 瑜伽初学者不要过度延展，以感觉舒适为限度，并保持正常呼吸然后呼气，慢慢放下身体。如果手腕受过伤，避免做此动作。

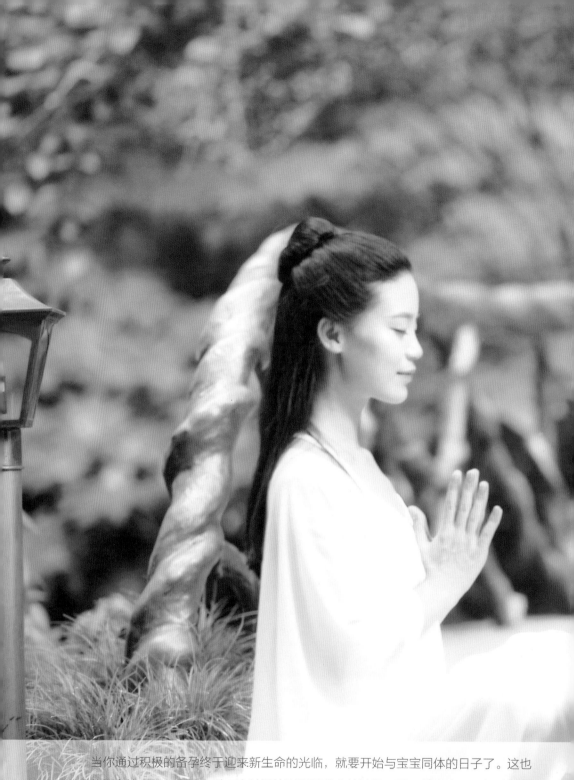

　　当你通过积极的备孕终于迎来新生命的光临，就要开始与宝宝同体的日子了。这也意味着更多的变化和意想不到，这时候特别需要强大的神经和平和的心态。孕妇瑜伽通过呼吸、冥想、体式等的修习就能帮孕妈妈做到这一点。特别是当你需要克服孕期的特别反应或者分娩时的巨大痛苦时，孕妇瑜伽能够给你很多支持，带来很大的改善。

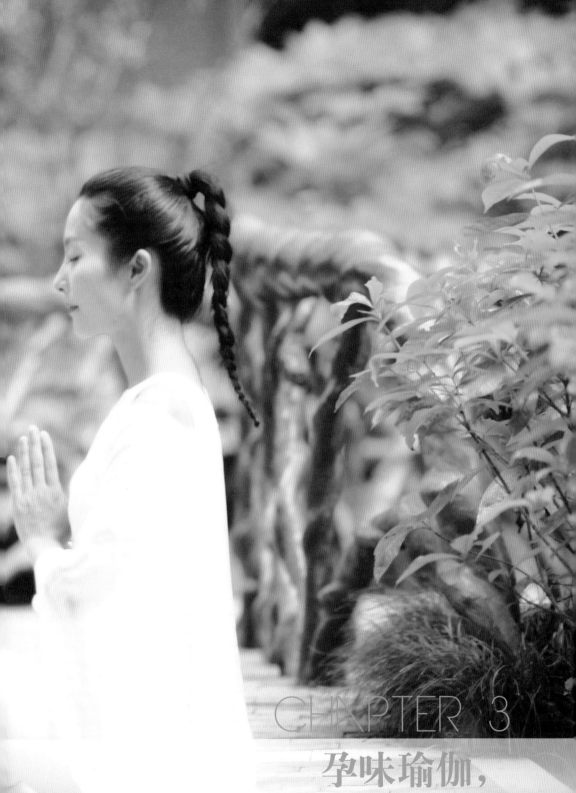

CHAPTER 3

孕味瑜伽，
享受母婴同体的日子

不能不知道的孕期知识

对经过充分的准备和努力终于怀上天赐的小宝贝的准妈妈们来说，你们的光荣之旅刚刚开始。怀孕分为孕早期、孕中期、孕晚期，相对于每个时期不同的情况，需要用不同的方式来应对，也需要了解一些必不可少的孕期知识。

精心呵护的孕早期

孕早期是指从卵子受精后开始的前 15 周，即妊娠前 4 个月。在这一阶段胎儿尚未稳定，孕妇应避免过度劳累，将精力多放在瑜伽饮食、呼吸和打坐冥想上。

孕妈妈与胎宝宝的变化

孕妈妈怀孕后由于激素水平改变，黄体素分泌增加，使得阴道内的分泌物增多。大多数的孕妈妈在孕期当中，都比较容易觉得热，原因在于怀孕会使孕妇体温升高，因为要提供血液及养分给胎儿，所以新陈代谢的速度会增加，相对的体温就会升高。体温升高自然较容易流汗，若无法及时沐浴，也就会造成体味加重的情况。孕 3 月时还会出现尿频和便意，此时子宫如拳头般大小，会压迫膀胱，当尿液积累到某一程度时，便有尿意，造成尿频。同样的情形发生在大肠，大肠一被刺激就会产生便意。孕 3 月以后，子宫上升到腹腔内，对膀胱和大肠的压迫逐渐消失，尿频及便意也逐渐消失。

有些准妈妈在停经 1 ~ 2 周里胃口会发生变化。有的人食欲下降，平时爱吃的东西现在不喜欢吃了；还有的则表现得特别爱吃酸味或者辣味的东西。这些症状通常会持续半个月到一个月的时间。

这一阶段胎宝宝的变化则是从一个受精卵发育为初具人形的胎儿，再到完全具备人的外形。在妊娠第 3 个月中，胎儿的眼睛会从两侧移至脸部，耳朵也清晰可见。此外，由于脸部肌肉已开始发展，胎儿已会做皱眉和张合嘴巴的动作和表情。胎儿周围则会充满羊水。在妊娠 15 周后期，胎儿的重量约 120 克，身长约为 16 厘米。由阴部的差异可以辨认男女，皮肤开始长出胎毛，骨骼和肌肉日益发达，手、足能做些微小的活动，内脏发育大致已经完成，心脏跳动活泼，可以用多普勒听诊器测出心音。小胎儿偶尔还会在子宫里面打个嗝。

孕早期的不适症状

孕妈妈在孕早期会伴随有孕吐、头痛、眩晕等多种症状，大多数的症状都是孕妇为了适应妊娠而产生的，是身体在谋求平衡各过程中产生的自然现象，不必过于担心。

大多数孕妈妈都会孕吐，只是开始的时间因人而异，大多数是妊娠 2～6 周，进入第 17 周之后自然会有很大的好转。平时饮食不规律、作息习惯不良的人尤其严重，对于酸性体质和暴食偏食的人则更加常见。孕吐严重时可少吃些东西，有规律地散步，经常呼吸新鲜空气、补充水分，便能有效的缓解。

当孕吐变得频繁，身体节奏被打乱，部分孕妈妈产生很大的紧张和不安情绪，导致压力剧增，此时则会出现头痛。如果孕前就患有偏头痛或者慢性头痛，则孕后症状会更严重。头痛的根本原因还在于平时的生活习惯不健康影响脑神经的稳定性。由精神紧张和压力引起的头痛可以练习冥想来解决，由于身体骨骼变形引起的疼痛则可以通过练习瑜伽体式来纠正和治疗。但是练习体式的时间只能是在孕早期过后。

孕早期还会出现眩晕的症状。因为成长中的胎儿需要大量的血液，所以涌向子宫的血量大大增加，心脏负担加重。如果因为眩晕而导致新陈代谢困难，就可能发展成为贫血，这也是要特别当心的。发生眩晕时，先蹲下来，放低头部，然后侧面躺下。孕妇在这一阶段要避免久站和久坐，避免过度疲劳，多呼吸新鲜空气，保证充分的休息。

还有些孕妈妈在妊娠初期会有食欲下降、恶心呕吐、情绪不稳、心情烦躁、乳房发胀、腰酸背痛等等生理反应，这都非常正常。乳房除了会胀痛之外，还会进一步胀大，乳晕和乳头色素沉着更明显，颜色变黑。阴道分泌物会增加，也就是白带比平时略微增多，颜色通常为无色，或者淡黄色。还有如两侧下腹疼痛，则可能是由于胀大的子宫拉扯两侧固定子宫位置的圆韧带。通常发作于某些姿势之后，如突然站立、弯腰、咳嗽或者打喷嚏。

这一阶段的孕妈妈处在流产风险比较高的时期，在生活细节上也要尤其小心留意。虽然从外表上看还看不出孕相来，但是孕妈妈们也要依照医生的建议好好照顾自己。比如有尿频状况的准妈妈不能因此就不喝水，相反，还要多喝点水，让体内的代谢产物能早点随着尿液排出去。

孕早期的饮食原则

孕早期孕妈妈容易呕吐和反胃，食欲下降也很常见，因此这一时期的食物要注意形、色、味，引起其食欲，还要选择容易消化和吸收的食物，这也有利于防止呕吐。在能吃的时候，尽可能吃想吃的东西。要减少每次进食的量，少食多餐，多喝水，多吃些富含膳食纤维和维生素 B$_1$ 的食物。

● 少吃多餐。为减少呕吐反应，三餐切勿多食，以免引起胃部不适或恶心呕吐；加餐，即准备少量、多品种的食品，如苏打饼干、咸味面包、口味清淡的点心、奶制品、瓜子，胃部感觉不适时，吃下就可有所缓解。

● 注意调味，促进食欲。孕妇可适量选用糖葫芦、酸梅、杏、柑橘、咸菜、牛肉干、陈皮梅、酸奶、凉拌粉皮、凉拌西红柿、黄瓜等，以增加食欲，多吃蔬菜等还可以起到通便的作用。

● 不要"因吐废食"。不要怕引起早孕反应而拒食。即便是吐了，仍然要再吃，只要有一部分食物留在胃里，就可以供消化和吸收。

● 频繁呕吐者要选择稀粥、藕粉、酸梅汤、西瓜汁、山枣汁、椰子汁和多种水果汁，这样既增加水分、营养，又可促进食欲。

● 适度食酸。孕妇嗜酸味食品是有好处的，因为酸味食品可以刺激胃液分泌，提高消化酶的作用力，促进胃肠蠕动，改善孕期内分泌变化带来的食欲下降以及消化功能不佳的状况。另外，酸味食物还可以提高钙、铁、维生素的吸收率，有助于胎儿的骨骼、脑、全身器官的发育。但是吃酸味食物时，宜食用西红柿、橘子、杨梅、石榴、葡萄、苹果等新鲜蔬果，不要吃人工腌制的酸菜、醋制品等。

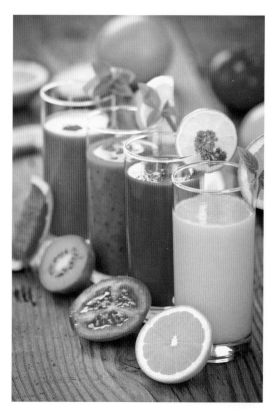

● 适可而止补脂肪。脂肪是孕妇不可缺少的养分之一，也是胎儿正常发育所必需的。为保证胎儿的需求，孕妇每天应从食用油、肉类、鱼类中摄取脂肪酸 11 ~ 12 克。但并不是说脂肪补充得越多越好。过多摄入脂肪可能增加所生女婴成年后罹患生殖系统病变的风险。

美妙的孕中期

孕中期是怀孕的第 5 ～ 7 个月，也就是第 16 ～ 27 周，这是相对来说稳定的一个时期。此时的孕妈妈已经适应了妊娠这一过程，身体变得舒适、流产的危险也在一定程度上减少了，旅行和外出也不会有太大的负担。在这段时间内，孕妈妈可以感受到胎动，所有家庭成员都可以跟胎儿进行情感的交流。这一时期所出现的身体异常可以通过适当的瑜伽体式来缓解。

孕妈妈与胎宝宝的变化

怀孕 5 月，子宫会长到如成人头般的大小，子宫底部高度位于耻骨上方 15 ～ 18 厘米处；6 月，子宫变得更大，宫底高度为 18 ～ 20 厘米，肚子越来越凸出，腹部更沉重；7 月，子宫底高 23 ～ 26 厘米，上腹已经明显凸出、胀大，腹部向前凸出成弓形，并且经常会有腰酸背痛的感觉。子宫对各种刺激开始敏感，胎动亦渐趋频繁，偶尔会有收缩现象（即假性宫缩），乳房更加发达。

多数的孕妈妈在这一阶段情感上渐渐轻松，慢慢学会了随波逐流——高兴时欢欣庆祝，低谷时忍受痛苦。可能会感觉到怀孕所带来的一系列成长痛已经被抛在脑后，接纳了一系列的新变化，专注于生下宝宝。孕妈妈也会更加富有曲线，这是只有在怀孕时才会有的特殊模样。还有的准妈妈会逐渐感觉到一种怀孕的"欣喜"，她们会陶醉在怀孕的快感中，感觉到自己所做的事情是多么有意义。

5 个月的胎宝宝差不多跟一根香蕉一样长，吞下羊水时打嗝会变得很明显，也能够听到声音了；6 个月的宝宝味觉会发展得更好，且从这个月末开始真正的呼吸运动就开始了，如果可以看到子宫内的情况，可能会看到它正试着做出更多的动作；到第 7 个月，宝宝就完全就是小人儿了，他的体重会有一个加速生长期，眼睛打开了，可以看见、听见、闻见和品尝。

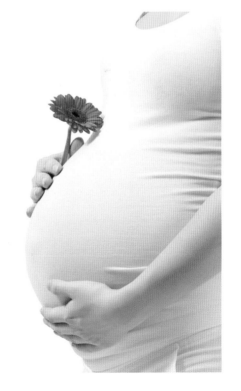

孕中期的不适症状

虽然孕中期是一段相对平静和舒服的怀孕时光，但是随着子宫的增大，孕妈妈们很可能要经历一些新的不适。

● 腿部抽筋。在孕中期末尾，到整个孕晚期，很多女人夜里会被小腿或者腿上打结一样的痉挛疼醒。这是因为腿部活跃的肌肉处血液循环减弱，子宫施加在主血管上的压力增加，以及站、坐或者躺卧时间太长，让这些肌肉的血液供给减慢，从而导致它们发生痉挛。

● 腰痛。这是几乎每位孕妈妈都会经历的不适之一，由胎儿体重增长压迫骨盆和脊柱而产生的，但更多情况下是由慢性便秘或者腹泻引起的胃肠功能障碍、肾脏功能低下、腰腹肌左右不均衡、腰腿软弱等导致的。随着分娩临近，受黄体激素影响，骨骼之间间隙增大，以方便胎儿娩出。由于骨骼连接变松，承重能力也随之减弱，腰部的负担变得更大。大多数孕妈的腰痛会在产后消失，在孕期可通过练习瑜伽纠正姿势，让肌肉变得柔软，从而减缓妊娠期间的腰痛。

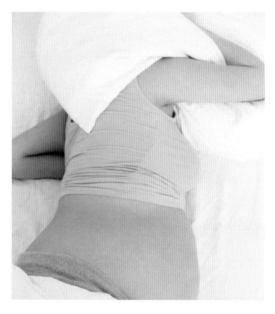

● 便秘。如果怀孕之前就已经有便秘的症状，孕后往往更加严重。便秘严重时可使内脏功能变得迟钝，呼吸能力下降，腿也变得软弱无力，会给自然分娩带来很大困难，还可能发展成痔疮。便秘是顽症，需要持之以恒的瑜伽练习才能彻底告别便秘。为了预防便秘，孕妈妈平时要多喝水，充分摄取膳食纤维，坚持规律均衡的饮食生活，并保持平和的心态。

● 恶心、反酸。从大概第 5 个月开始，子宫变大，开始压迫肠胃，妨碍胃肠和十二指肠的运动，从而导致消化能力下降，并出现胸口痛、恶心、反酸水等现象。这个症状需要饮食方面的调整来缓解。

● 静脉曲张。这是指血液在静脉中聚集，像个瘤一样向外凸出的症状。也是子宫变大压迫血管，使血液流动受阻而致。为了预防静脉曲张，孕妇应该避免长久站立或者行走，避免穿过紧的衣服和鞋，平时休息时要抬高腿。

孕中期的饮食原则

孕中期的饮食方面还是坚持少吃多餐的原则，鉴于这一阶段出现反胃、反酸水等情况，可以在进食时缓慢地咀嚼 30 次再咽下。吃饭的时候不要喝水，尽量不要吃对胃肠负担过大的油腻食物、甜食或者有刺激性的食物。这一时期的饮食要以高蛋白食物为主。由于怀孕时容易缺乏钙和铁，所以钙和铁也要充分摄入。蔬菜中所富含的叶酸对预防畸形儿有好处，所以还要多吃新鲜蔬菜。

● 增加热能。孕中期，孕妈妈新陈代谢加速，能量的需要量每日比妊娠早期增加了1254 千焦。但是此一阶段据调查很多孕妇都已经换了轻松的工作，家务劳动和其他活动也有所减少，因此热能的增加因人而异，较为有效的办法是观察孕妇体重的增加情况。妊娠中、晚期体重增重应该控制在每周 0.3 ~ 0.5 千克。

● 足量的蛋白质摄入。为了满足胎儿、子宫、胎盘、母体血液、乳房等组织迅速增加的需要，并为分娩消耗及产后乳汁分泌进行适当储备，蛋白质的摄入应足量。所以，除了面粉、大米等主食之外，鱼、肉、蛋、奶等副食品的摄入也尤为重要。

● 保证适宜的脂肪供给。孕中期，脂肪开始在孕妇的腹壁、背部、大腿及乳房等部位存积，为分娩和产后的哺乳做必要的能量存储。妊娠 24 周，胎儿也开始储备脂肪。脂肪是构成脑和神经组织的重要成分，若人体必需的脂肪酸缺乏时，就会推迟脑细胞的分裂增殖以及髓鞘化。所以，孕中期可以选食花生仁、核桃仁、葵花子、芝麻等油脂含量较高的食物。

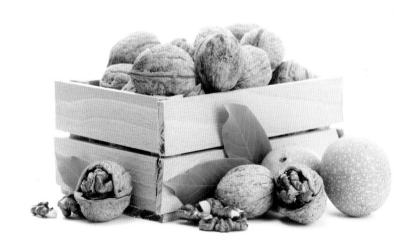

● 增加维生素的摄入。这一阶段，孕妇体内热能及蛋白质代谢增快，对 B 族维生素和烟酸需要量增加。除了烟酸可在肝脏内少量存储外，维生素 B_1、维生素 B_2 均无法在体内储存，必需有充足的供给量才能满足体内需要。因此，孕妈妈应多吃谷类、瘦肉、动物肝脏、蛋类、豆类食物等。

紧张又期待的孕晚期

孕晚期是怀孕第 8 ~ 10 个月，即从 28 周至分娩这段时间。这是分娩的准备期，胎儿开始为来到外界世界做准备。随着胎儿越来越大，孕妈妈也很容易失去平衡，所以一定要坚持不懈地为维持良好的姿势而努力。

孕妈妈与胎宝宝的变化

孕 8 月，孕妈妈子宫底高 27 ~ 29 厘米，将内脏向上推挤，心、肺、胃受到压迫，会感到呼吸困难、食欲不振；孕 9 月，孕妈妈肚子越来越大，子宫底高 30 ~ 32 厘米，子宫胀大导致胃、肺与心脏受压迫，所以会感到心中闷热、不想进食、心跳加速、气喘加剧、呼吸困难等。孕晚期妈妈们的腹部越来越大，行动会越来越迟缓。而随着胎儿在腹中的位置不断下降，准妈妈还会感到下腹坠胀。

由于激素的关系，孕妈妈的脸部可能会长出雀斑及褐斑，乳头周围、下腹部、外阴的颜色也会越来越深。不过不用太担心，多数色素沉淀会在产后消失。

8 个月的胎宝宝已经基本具备在子宫外生活的能力，神经系统会变得很发达，对体外强烈的声音有反应；已具备呼吸能力，能分泌消化液；此时发育已算完成，肌肉发达，皮肤红润，皮下脂肪增厚，体形浑圆，脸部仍然布满皱纹。9 个月的胎宝宝身长 47 ~ 48 厘米，体重 2400 ~ 2700 克。此时，已可见完整的皮下脂肪，身体圆滚滚的；脸、胸、腹、手、足等处的胎毛逐渐稀疏，皮肤呈粉红色，皱纹消失，指甲也长到指尖处；两个肾脏已经发育完全，肝脏也已经能够处理一些代谢废物。

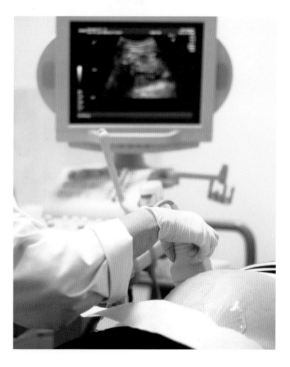

此时的胎宝宝在准妈妈腹中活动时，他的手肘、小脚丫和头部可能会清楚地在妈妈的腹部凸现出来。这是因为此时的子宫壁和腹壁已经变得非常薄，因此也会有更多的光亮透进子宫，这些光亮会让胎儿逐步建立起自己每日的活动周期。

孕晚期的不适症状

进入孕晚期后以及接近分娩阶段，妈妈们变化大的就是肚子了，一天一个样。但随着宝宝的生长和肚子的增大，也会给准妈妈们带来一些其他不适。

● 全身皮肤瘙痒。准妈妈可能会感觉四肢及腹部皮肤会莫名其妙的发痒，而且皮肤感觉非常干燥，这些一是体内激素在作祟，二是妊娠纹的原因，这些现象是正常的。但是如果瘙痒出现在手心脚心，晚上明显，小便或皮肤发黄、食欲减退、大便溏薄，则应就诊，警惕出现妊娠期肝内胆汁淤积症。

● 呼吸不畅。进入孕晚期，细心的准爸爸也许会发现准妈妈走路越来越不方便，走路不多就出现上气不接下气的现象，尤其上楼梯，感觉非常吃力。这是由于不断膨胀的子宫令胸腔空间变得狭小而引起。

● 白带明显增多。怀孕期间，阴道黏膜通透性增高，子宫颈管腺体分泌增大，所以白带会有所增加，它的作用是保护子宫免受细菌的侵袭。颜色清亮呈半透明状的白带属于正常，如果发现白带变棕色、黄色，还伴有异味和小便不畅，就有可能有阴道感染。

● 难以入眠。孕晚期令准妈妈苦恼的一件事就是睡眠问题，相信很多准爸爸为此寝食难安。准妈妈难以入眠的原因有很多，包括心理原因、尿频、抽筋以及宝宝的胎动影响等。

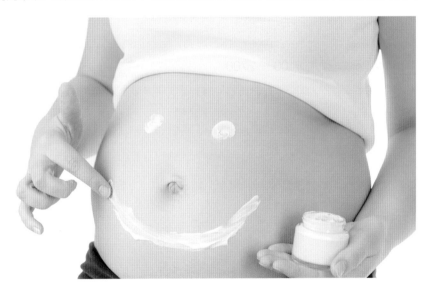

● 腹部下坠腰酸。很多孕妇到了孕晚期会感觉到腰酸、腹部下坠感，晚上休息时明显，虽然不是疼痛，但也会很不舒服。这是由于孕晚期出现了生理性宫缩所致。到分娩前1～2周，子宫收缩的频率和强度都会增加，每次宫缩持续时间约10～20秒，一般不会超过30秒；每次宫缩间隔时间较长，而且往往没有特别的规律，有时一天仅出现几次或仅在短时间内有规律。

孕晚期的饮食原则

孕晚期，胎儿的生长发育速度飞快，同时，也是胎儿体内需要储存许多营养的时期。这时，准妈妈的营养摄取非常重要，不然对胎儿的脑发育影响很大。但这一时期，也是孕妇易长肉的时期，所以，需要合理进行营养补充。

● 均衡膳食结构。孕妈妈此时不仅需要增加热量供应，更应注意食物品种的多样化，每日各类食物食用量大概为：主食（大米、面）350～400克，杂粮（小米、玉米、豆类等）50克左右，蛋类100克，牛乳500毫升，动物类食品100～150克，蔬菜400～500克（绿叶菜占2/3），水果100～200克，植物油25～40克，动物肝脏每周2～3次、每次50克，经常食用菌藻类食品。

● 饮食中应注重蛋白质和微量元素的摄入。除摄入主食米、面和含蛋白质丰富的奶类、蛋类、肉类、鱼类等食物外，还要注意多摄入猪血、海产品、骨头汤、豆制品、新鲜蔬菜、胡萝卜、水果等含钙、铁、磷等微量元素及维生素的食物。

● 孕妇应选体积小、营养价值高的食物，如动物性食品，避免吃体积大、营养价值低的食物，如土豆、红薯，以减轻胃部的胀满感。

● 少量多餐。由于子宫增长迅速，压迫胃部，会使孕妈妈的食量减少，所以少食多餐制依然适用，每日可增加至5餐以上。如有条件，还可以选用磷脂、螺旋藻及免疫球蛋白等营养品。

● 适当添加零食和夜宵。怀孕晚期，孕妇除了吃好正餐以外，还可根据需要，适当添加些零食和夜宵，以保障营养的充分摄入，但食物应选择营养丰富且容易消化的，如牛奶、点心、水果、坚果等。尤其不要饿着肚子睡觉。

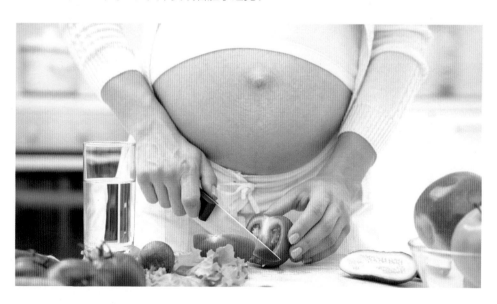

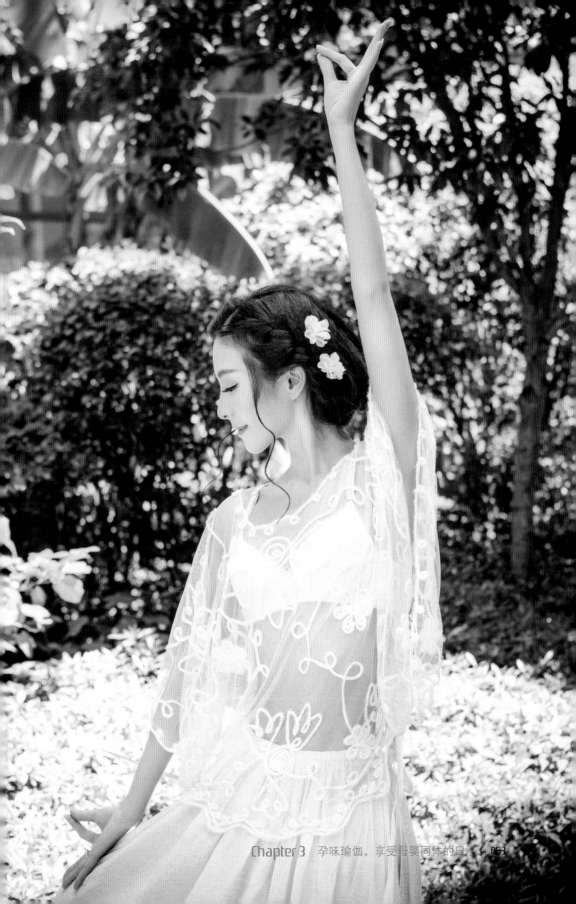

适用于孕期的呼吸法

世界上不存在没有呼吸的生命。在通常情况下，即使没有下意识的努力，呼吸也会自动进行，普通人即使采用效率低下的呼吸方式，也不会立即赶到不适，所以似乎很少有人意识到呼吸的重要性。

呼吸对孕妈妈的重要性

孕妈妈需要高质量呼吸

对于孕妈妈和胎宝宝来说，如果呼吸不能提供充足的氧气，就是一个极其严重的问题。因为在胎儿成长过程中，身体和脑组织的发育需要更多的氧气，同时会排出更多的废物和毒素。但胎宝宝只能依赖母体进行气体交换，这无疑增加了妈妈的呼吸负担。尤其是到了孕晚期，大多数孕妈妈的体重和血液量都明显增加，庞大的子宫会一直膨胀到胸的下方，使孕妈妈的呼吸变得困难，并出现胸闷的症状。如果庞大的腹部压迫了呼吸肌，氧气就会供给不足，呼气时也无法顺利将废物排出体外。这样一来，心肺功能就会变弱，呼吸能力明显下降，给胎儿带来不利影响。所以，为了自身和胎宝宝的健康，孕妈妈一定要进行正确的呼吸。

孕妈妈进行正确呼吸的好处

促进胎儿的血液供应，活跃大脑，提高孕妈妈的创造性和记忆力，帮助胎儿的大脑发育。

强化心肺功能，减少孕妈妈气喘、胸闷等症状。

按摩内脏器官，并具有净化血液的作用。

增强孕妈妈的排泄功能，预防和治疗孕妈妈常见的便秘和痔疮。

保持身体温暖，维持正常血压。

让内心平静，缓解妊娠期间的压力，释放不良情绪。

缓解孕妈妈的不良姿势引起的肌肉紧张。

减少孕妈妈常见的下肢淤血、浮肿等现象。

减轻分娩时因子宫收缩引起的疼痛，同时让自然分娩更加容易。

腹式呼吸法

腹式呼吸法又称横膈膜呼吸法，是利用腹部肌肉进行呼吸的呼吸法，是孕妈妈常用的呼吸方式。一次吸气、呼气和屏气为一个调息周期。通过这种方式对吸入的气体进行控制，能使膜状肌更为有力，让呼吸的时间和周期变得深长而有规律。

动作要领： 选择一种舒适的瑜伽坐姿，腰背挺直。将手轻轻搭放在腹部，吸气时，用鼻子把新鲜的空气缓慢深长地吸入肺的底部，随着吸气量的加深，胸部和腹部之间的横膈膜就下降，腹内脏器官下移，小腹会像气球一样慢慢鼓起。呼气时，腹部向内，朝脊椎方向收紧，横膈膜自然而然地升起，把肺内的浊气完全排出体外，内脏器官回复原位。

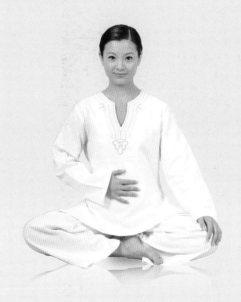

练习小叮咛： 练习时用肺部的底部进行呼吸，感觉只有腹部在起伏，胸部相对不动。有部分准妈妈在开始阶段很难体会到腹部的起伏，其实只要初期时将手放在腹部感受腹部的一起一落，慢慢地，将意识放在腹部感受，练习一段时间即可。

胸式呼吸法

胸式呼吸又称肋式呼吸法、横式呼吸法。这种呼吸法单靠肋骨的侧向扩张来吸气，用肋间外肌上举肋骨以扩大胸廓，是使头部清晰，使身体活性化的一种呼吸法。从两鼻孔中有力而短促地呼出气体。就如从蒸汽机里发出声音一样，自然地吸气，以 1 秒 1 次来呼气。这个呼吸方式适合在孕早期练习，可以起到安胎养神的功效。

动作要领：先选择一种舒适的瑜伽坐姿，腰背挺直。将手轻轻搭放在肋骨上，两鼻孔慢慢吸气，同时双手感觉肋骨向外扩张并提升，但不要让腹部扩张。再缓缓地呼气，把肺内浊气排出体外，肋骨向内收并下沉。

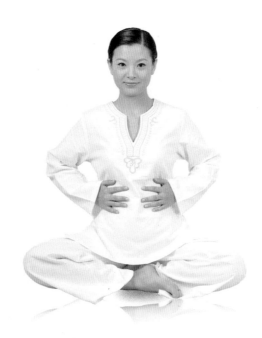

练习小叮咛：胸式呼吸法主要是胸腔区域的扩张与收缩，练习时腹部要保持平坦。

在运动或处于紧张状态时使用胸式呼吸法较多，但是对于一部分人来说，在紧张情绪过后尽量不要继续运用这种方法，以免形成不良的呼吸习惯，使紧张感继续。

完全式呼吸法

　　完全式呼吸法是瑜伽调息及相对应收束法的基础，一般把它的练习放在腹式呼吸和胸式呼吸之后。在做完全式呼吸时整个肺部参与呼吸运动，腹部、胸部乃至全身都能够感受到起伏。完全式呼吸法能够把更多的新鲜氧气供应给血液，增强心脏功能，缓解内脏压力，调节内分泌失调。孕晚期，胎儿长大了会顶住横膈膜，准妈妈会因此而减少肺活量，常常气喘。完全式呼吸法能够让准妈妈吸入更多的氧气，增加肺活量，有效地缓解疲劳。

　　动作要领：左手搭放在肋骨上，右手搭放在腹部。轻轻吸气时，首先把空气吸入肺的底部，使腹部区域胀起。继续吸气，将气体慢慢填满胸腔。呼气，按相反的顺序，先放松胸部，然后放松腹部，尽量把气吐尽，再有意识地使腹肌向内收紧，并温和地收缩肺部。

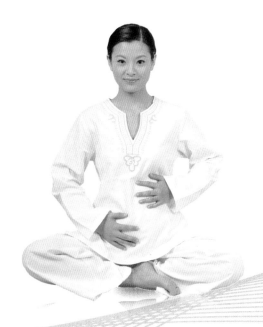

　　练习小叮咛：在练习过程中不要过于在意呼吸，把注意力集中在肌肉和身体的感受、体位的摆放及其他细节上，自然呼吸就好。

　　呼吸法练习是从浅入深、循序渐进的过程，不可有一蹴而就的想法；有呼吸不畅、头晕、恶心等任何不适感觉都要停止练习，并调整顺畅、均匀的呼吸。

3

冥想是良好的胎教

冥想是一种能让身心变得纯净、健康的精神减压方式。它通过观察内心的变化，使身体达到和谐的状态，并通过身体的动作，为心灵带来安定与平和。冥想不会被情感和思想所干扰，它像观察流淌的河水一样观察这些思想，而不让思想停止或者变化，也不做出判断。

冥想与妊娠

妊娠对女人来说是一生中非常重要的事情。在这一阶段，随着胎儿成长，女性激素分泌旺盛，导致女性情绪多变，也可能对自己身体上的变化产生抗拒心理，同时产生分娩恐惧。但是腹中的宝宝对母体情绪状态的反应比对任何事物都更加敏感，孕妈妈平和、安定的内心也就成了胎教的重要基础。为了胎儿，也为了自己，孕妈妈要始终保持心情舒畅、平和，远离恐惧和压力。这就是胎教的基本，也是为什么说冥想是良好的胎教的原因。

冥想能给孕妈妈带来的好处

- 让内心保持平和、均衡的状态。
- 为新陈代谢营造自然的秩序和均衡的环境。
- 增强内分泌系统机能，提高抵抗压力的能力。
- 有助于迅速消除疲劳，减少失眠，提高注意力。
- 让内心平静下来，得到精神上的安逸，可使身体得到净化，对皮肤美容有好处。
- 可以使人始终保持自信，以肯定的心态面对一切孕期的变化。

用冥想来做胎教的方法

- 孕早期冥想的作用主要以平稳情绪为主，当然整个孕程中都可以通过冥想保持平和的心态和安定的情绪。
- 用愉快、幸福的心态期待宝宝的降临，这样可提高胎儿的记忆力。
- 以积极的心态思考所有事情，只有这样才能预防流产，生下身心健康的宝宝。
- 孕中期和孕晚期每天以期待宝宝的激动心情对胎儿说话，以增加与宝宝的亲密感。

手印与冥想

　　手印，是修炼瑜伽时手的姿势，是手部的瑜伽。在冥想和调息的练习中具有重要意义。常用的瑜伽手印有七八种。不同的手印对身心的影响不同，但都很有助于净化心灵。

　　瑜伽练习时每一个手指都有重要的象征意义。手的各个部位表现身体、大脑和心灵的状态。食指和拇指的位置象征瑜伽的终极目的，是个体心灵与宇宙本体的结合。

手指的象征：

大拇指：代表无处不在的宇宙；

食指：代表个体心灵；

中指：代表纯洁、智慧、和平；

无名指：代表活力、动作、激情；

小指：代表惰性、懒散、黑暗。

秦手印

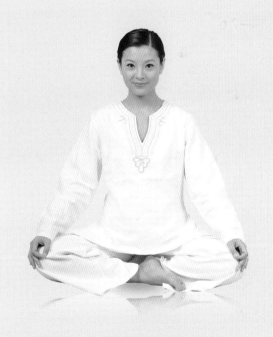

　　拇指代表大宇宙，食指代表小宇宙，两指相扣代表个体小宇宙的能量与大宇宙的能量相融合。秦手印能让孕妈妈更快地进入平静的状态。

　　动作要领：选择一种舒适的瑜伽坐姿坐好。双手的拇指和食指相扣，其余的三根手指放松，双手垂于膝盖上，掌心向下。

智慧手印

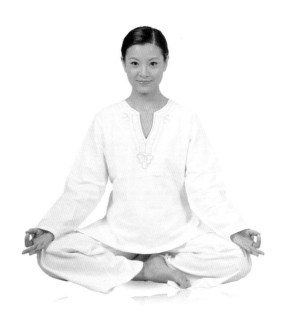

智慧手印代表把自身能量和大宇宙的能量迅速融合在一起，可以让准妈妈的心灵很快归于平和，提升静坐和冥想的质量。

动作要领：选择一种舒适的瑜伽坐姿坐好。双手摊放在双膝上，掌心向上。双手的拇指和食指相扣，其余手指自然放松。

禅那手印

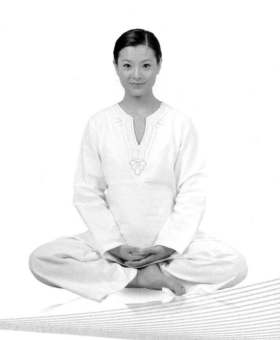

禅那手印也叫"定结手印"，是比较古典的手印，两手相叠呈碗状，意味着空而充满力量的容器，可以平和、稳定精神。冥想的静虑部分，也叫"禅定"。要做到"定"而后才能"静"，"静"后方能"安"，"安"后才得"虑"，而禅那手印是帮助准妈妈修定悟静的首选手印。

动作要领：选择一种舒适的瑜伽坐姿坐好。双手放在小腹前，掌心向上相叠呈碗状，两拇指交接。

祈祷手印

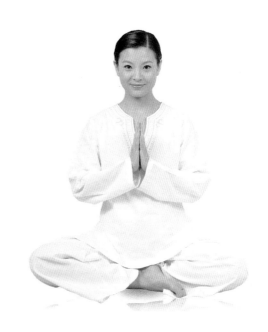

祈祷手印也称"双手合十手印"。人的身体是右阴左阳，双手合十代表着阴阳的结合，身体和心灵的统一。掌心相对，能让准妈妈更加全神贯注，有助于活跃和协调左右脑，获得平和的心态。

动作要领： 选择一种舒适的瑜伽坐姿坐好。双手合十，大拇指指向心轮的方向。

莲花手印

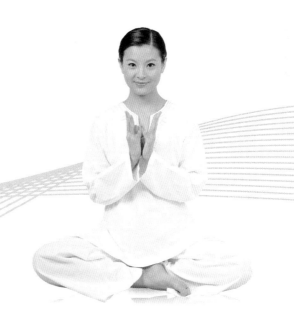

莲花手印很简单，大拇指接大拇指、尾指接尾指，两手掌根相靠，其余6个手指头两侧张开，如同手中绽放了一朵莲花。这个手印能够刺激心轮的反射区，消除身体的紧张感。

动作要领： 选择一种舒适的瑜伽坐姿坐好。十指张开，大拇指、小指和掌根分别相靠，手形犹如一朵盛开的莲花。

呼吸冥想法

呼吸冥想法要求冥想时要观察呼吸、观察感觉器官、观察身体的各个部位。这是简单的冥想技巧，只要花2～3分钟时间把注意力集中到感觉和呼吸的节奏上，使呼吸渐渐变得缓慢而深沉。这个练习的目的是在持续地吸气和呼气时，把注意力集中到鼻子、嘴、肺和肚子的感觉上。不要勉强给呼吸设定一个节奏，只要注意它自然的频率和停顿就可以了。这项技巧对安定情绪和保持大脑清醒非常有效，能释放由焦虑和疑惑引起的精神压力；持续地保持专注，有助于防止注意力分散。

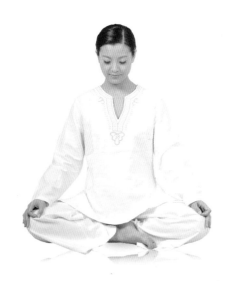

①采取莲花坐、半莲花坐或散盘坐，挺直腰背。

②采用腹式呼吸法进行深长的、轻柔的、平稳的呼吸。吸气时，要保持清醒，告诉自己"我正在吸气"。呼气时，也要保持清醒，告诉自己"我正在呼气"。这样反复从一数到十。如果数错了或忘记了数字，就回到一重新开始。也可以播放一段音乐，但不要迷失在音乐里，掌握好呼吸的节奏，尽量保持自然和轻缓，保持这样的练习10分钟以上，如果有时间可以连续练习。

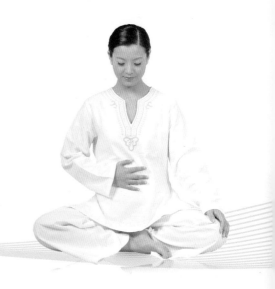

注目凝视冥想法

注目凝视冥想法又称特拉他卡法，是观察某一物体后，把印象刻在眉心的一种冥想法。也就是持续地盯着一个视觉刺激物，把思想引导到集中的一点上。这个技巧是提高注意力的有效方法，是六个传统的瑜伽净化练习之一。

此冥想法能够清洁思想和身体，经常练习可改善视力；让眼里涌上泪水，可以清洁泪腺，清除眼中的灰尘和其他污染物；还能刺激大脑、活跃思维。

注目凝视冥想法包括烛光冥想法、一点凝视冥想法。练习上述两种冥想法，可以集中注意力，练习熟练后就可以进入更为复杂的冥想方式。

烛光冥想法

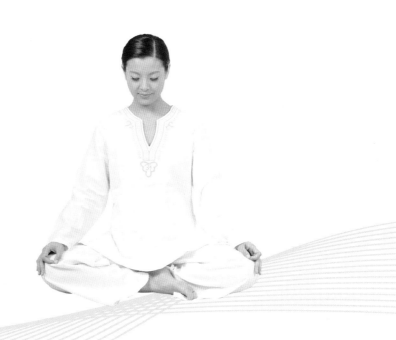

①选择光线幽暗的房间，以自己感觉舒服的坐姿坐好。在前面约 1 米的地方放置一支点燃的蜡烛，注意腰背挺直。

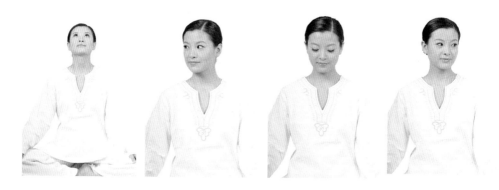

②做烛光冥想先要活动眼球，按顺时针方向转动 10 次，再逆时针方向转动 10 次。先慢后快。闭上眼睛放松（如果戴了隐形眼镜，需要摘掉），调整呼吸。

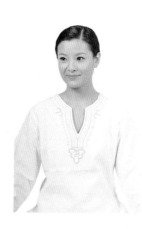

③低头后慢慢抬头，睁开双眼，移动自己的视线到达烛台的底部，再到达火苗，仔细观察火焰的大小、颜色、形状，包括里焰和外焰。尽量不要眨眼。此时如果流泪不要揉眼睛。观想自己两眉之间的一个亮点，直到眼睛疲倦或流泪时，闭上并放松。在闭上眼睛之后，继续观想双眉之间的亮点，或让它与火焰的余像合一。当它消失时，睁开眼睛再专注凝视火焰。反复练习 3 次，每次 10 ~ 15 分钟。然后闭上眼睛进入其他冥想状态，或者是放松和结束。

练习小叮咛： 火苗的光给眼睛强烈的视觉印象，闭上眼睛的时候，这个形象能轻易地保留在脑海中。经过训练，视线会保持持续地集中，不要让眼神和思想游离，而且闭上眼睛时也要努力在脑海中保留这个形象。也可以使用任何一个物体代替火苗，比如一朵花、一块石头等，越简单越好。

一点凝视冥想法

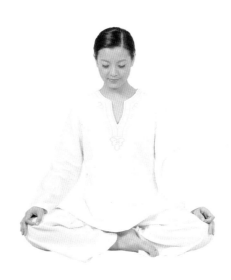

①选择任意一种瑜伽坐姿坐好，挺直腰背，调整呼吸。

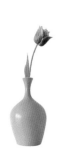

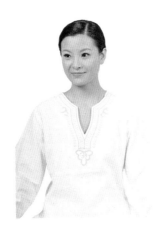

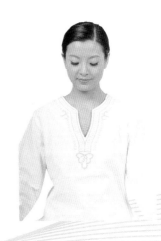

②双眼与所关注的物体平行，直到双眼感到疲倦和流泪。

③闭上眼睛，努力去保持所关注物体的形态。如果图像消失，再睁开眼睛专注凝视，反复几次或十几分钟以上，然后闭上眼睛进入冥想状态或结束。

保胎瑜伽轻松练

保胎瑜伽的动作舒缓、轻柔，不仅有助于准妈妈增强髋部、骨盆和脊椎的灵活性，使分娩更加顺利，还有助于准妈妈在产前保持平和的心态，幸福地迎接新生命的诞生。

束角式——扩展骨盆

束角式也称"蝴蝶式"。孕妈妈经常练习此式，可以活动髋关节和骨盆周围的肌肉，分娩时骨盆更容易打开，分娩也会更加顺利。孕期每天以束角式坐上十几分钟，还有助于减轻分娩时的疼痛。

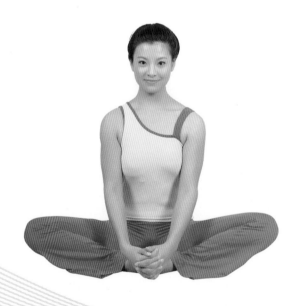

Step1

坐立，上身挺直，两脚掌相对并合拢，双手抱着脚趾尖。逐步收合双脚跟，使其尽量靠近会阴部位，抬升胸部并放松肩膀，注意保持腰背挺直。

Step2

上身保持挺直，配合均匀的
呼吸，双膝如蝴蝶拍动翅膀一样向
上、向下运动。向下运动时使双膝
尽量靠近地面，感受大腿内侧韧带
的伸展。

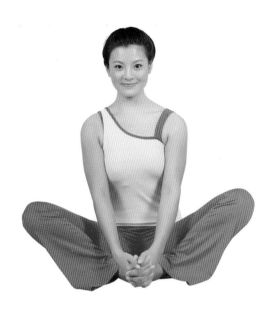

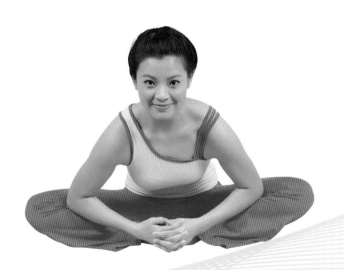

Step3

上身向前舒展，头朝前方的同时用双肘向外、向
下推按双膝。注意不要弯曲脊椎，保持数秒钟后吸气、
还原。

圣哲马里琪第一式——纠正骨盆

圣哲马里琪第一式可以充分拉伸肩背部肌肉，在消除背痛的同时还能使肝脏和脾脏得到收缩，强肝健脾。此外，还能加快腹部的血液循环，使腹部四周的肌肉群能够得到充分的扩展和运动，有效复原扭曲的骨盆，为生产做准备。

Step1

长坐，双腿并拢伸直，双手自然垂放于身体两侧，吸气。

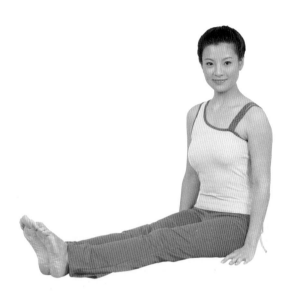

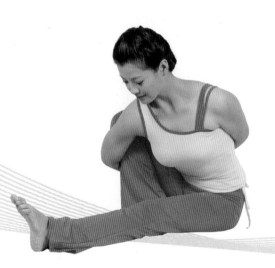

Step2

弯曲右腿，使右脚脚掌贴地，小腿与地面垂直、与大腿相碰。右臂反向环绕右膝部，双手在背后相握。

Step3

呼气，保持这个动作几秒钟，深长地呼吸。吸气，上身向前倾，头部尽量靠近左膝，用鼻尖去触碰膝盖。保持一段时间。

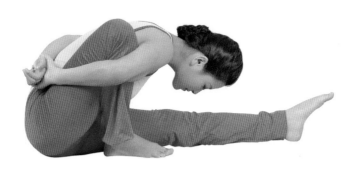

Step4

身体还原，换另一边练习。

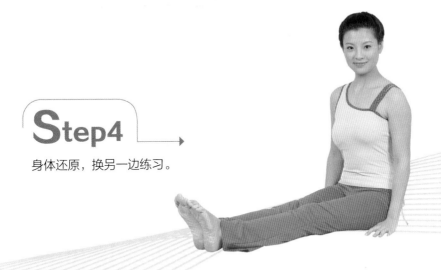

练习小叮咛：在练习的过程中，贴着地面的那条腿不要弯曲膝盖，双肩始终保持在同一条直线上，以平衡并增强背部肌肉群的拉伸。

箭式——清理情绪

箭式的练习要求较高，尤其对腰部力量要求很高，但其效果显著，不仅能消除手臂和腿部的赘肉，还能强化腰部力量。箭式在维持身体平衡的同时，主要的是还能引导孕期女性达到心灵的平衡，平稳情绪。

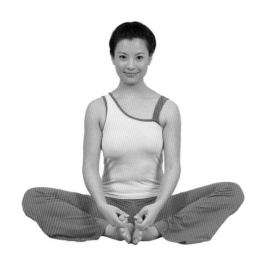

Step1

束角式坐姿，双手抓住双脚大脚趾，也可以抓住脚背将双脚抬离地面。

Step2

吸气，伸展左腿及左臂，左手带动左腿向外侧打开伸直，也可保持膝盖弯曲，腰背挺直略后仰，保持 3 次呼吸。

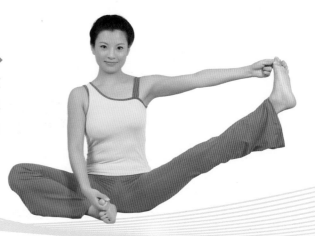

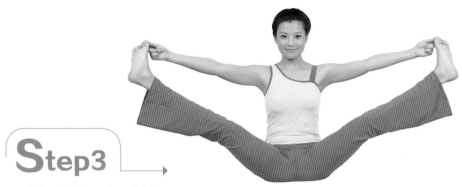

Step3

再慢慢蹬直右腿伸展右臂，
收尾骨，放松没有用力的部位，
保持骨盆中立，保持 3 次呼吸，
然后放下双腿，放松。

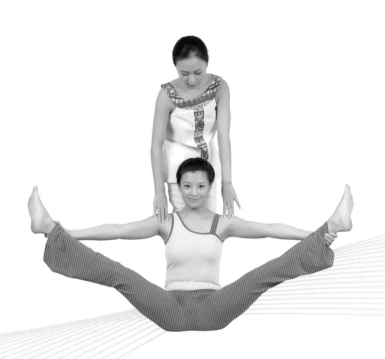

教练辅助： 如果感到身体晃悠，请教练侧身抵住您的背部，双手扶住您的双肩，帮助您保持稳定。孕妈妈也可用双手抓住脚踝，降低动作的难度。

仰卧束角式——滋养卵巢

仰卧束角式是一个放松的体式，可以缓解周身的疲劳。练习仰卧束角式，还能促进卵巢的血液循环，增强生殖功能，孕中期的准妈妈可以经常练习。此外，对于产后预防子宫脱垂、减轻痔疮的疼痛也有益处。

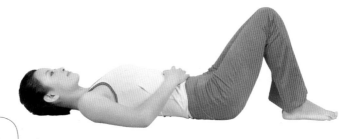

Step1

仰卧。弯曲膝盖，脚后跟靠近臀部，膝盖向上，两脚并拢。两手舒适置于下腹部。

练习小叮咛：

如果膝盖因离地太高而感到不适，可以在膝盖下放置瑜伽砖支撑。如果腰椎悬空离地，也可以在腰背部垫上抱枕。

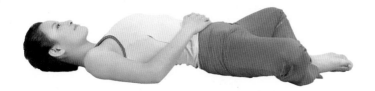

Step2

随着呼气，慢慢将两脚心相对，脚掌外侧立于地上。膝盖向两侧放下，靠近地面。腹股沟尽量打开。

阿帕那式——清除体内的毒素

阿帕那式是需要腿部肌肉与臀部肌肉共同参与的体式，能锻炼身体的协调性，经常练习可以帮助排出二氧化碳，促进消化和吸收，起到按摩腹部器官，清除体内的毒素的作用。孕后期的准妈妈不适宜练习此式。

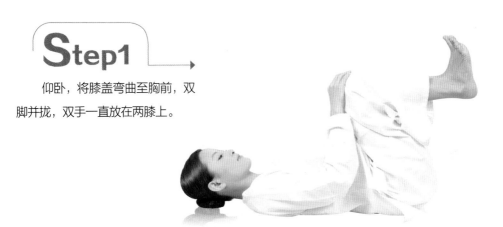

Step1

仰卧，将膝盖弯曲至胸前，双脚并拢，双手一直放在两膝上。

Step2

吸气，手肘伸直，缓慢推动膝部与身体分离。呼气，双膝收回至胸前，重复10～20次。

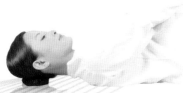

练习小叮咛: 练习时臀部要一直与地面接触。如果在练习时觉得下背部疼痛，在抱住膝盖向胸前靠拢时，将腰部紧贴住地面，这样有助于减轻疼痛。

桥式——促进消化

　　桥式能提高脊柱的力量和灵活性，刺激神经系统，增强甲状旁腺的功能。还能舒缓胸部、颈部和肩部，提高肺活量，增强身体的消化功能。孕妈妈可以常练习此式，但到孕晚期就不要练习了。

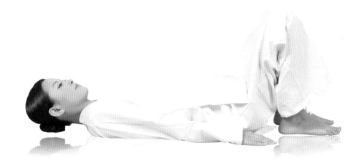

Step1 ↱

　　仰卧位准备，双腿屈膝，脚跟放在靠近臀部的位置，双腿打开与肩同宽。

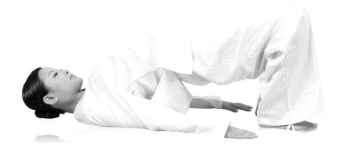

Step2 ↱

　　吸气，双脚压地，同时抬起臀部。尾骨拉伸，同时伸展大腿。手臂往内微微收拢，肩胛骨内收，挺起胸部。手掌下压地面，帮助臀部内收向上提起。自然呼吸。

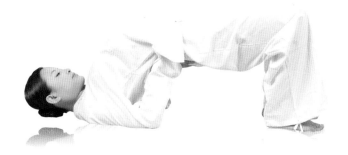

Step3

　　吸气，用双手托住腰部，向内收紧肩胛骨和手肘，帮助胸腹向上抬起。双脚朝肩部方向稍稍移动，使臀部进一步抬高。下巴抵住胸锁骨，每次吸气时，胸腹再次往上提起，尽力扩张胸部，抬升臀部。保持 5 ~ 8 次呼吸的时间后，呼气，缓慢放下臀部、放平身体。

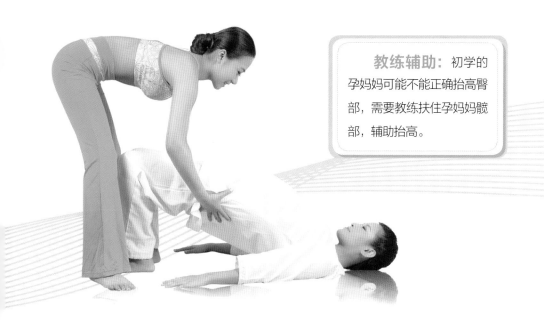

教练辅助： 初学的孕妈妈可能不能正确抬高臀部，需要教练扶住孕妈妈髋部，辅助抬高。

简易跪坐伸展式——伸展骨盆肌肉

简易跪坐伸展式不仅是瑜伽放松体式，也是一种助产方式。它能协调全身的肌肉，提高身体的平衡性。孕妈妈经常练习此体式还能伸展骨盆肌肉，增加盆腔围度，预防孕后期盆骨扩张疼痛。

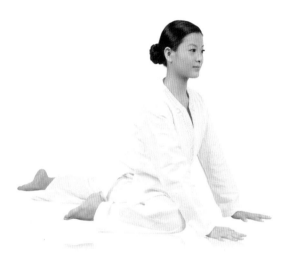

Step1

跪坐，双手放于身前，左腿向后伸直，脚尖向后，让臀部放松，保持深长的呼吸后放松。

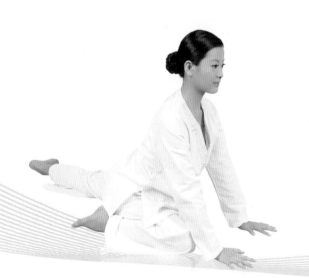

Step2

左脚朝外转动，保持头、颈、脊柱在一条直线上。保持 4 次深长的呼吸，还原，反方向继续练习。

Step3

跪坐，左腿屈膝放在小腹下，右腿向后伸展，左手抬起，右手伸直撑于体前的地板上，感受从右脚趾到左手指的伸展。保持 4 次深长的呼吸，还原，反方向继续练习。

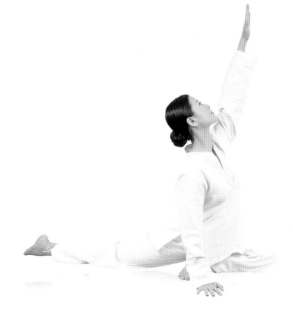

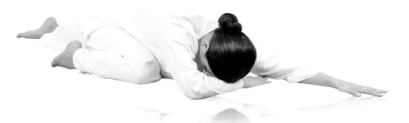

Step4

像猫式一样坐在脚后跟上，俯身，伸直左腿和左手臂，弯曲右手臂，前额放在右手臂上。保持 4 次深长的呼吸，呼气时伸展脊柱，然后换另一侧继续练习。

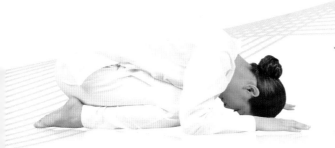

Step5

以猫式放松，双膝以舒适的角度打开，双手臂屈肘，额头触地，保持深长的呼吸。

简易半月式——促进新陈代谢

简易半月式的练习孕妈妈要借助辅助椅进行，以确保其安全性。准妈妈常练习此式能提高平衡性和协调性，改善循环系统的功能，促进新陈代谢。孕期最后 2 个月的孕妈妈不适合练习此式。

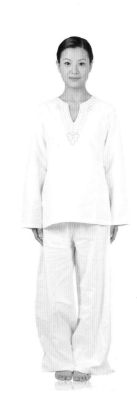

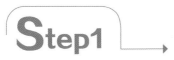

基本站姿，双腿伸直并拢，
双臂自然垂于体侧。

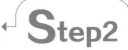

吸气，双腿左右尽量分
开，双臂向两侧打开呈一条
直线。

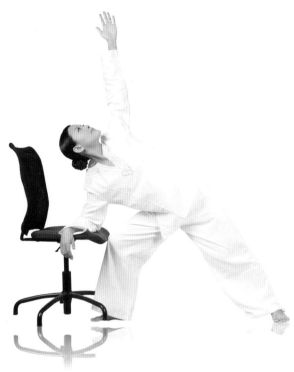

Step3

右脚外旋 90°，左脚微微内转，右脚后跟与左脚足弓在同一条直线上，双腿充分伸直。呼气，右膝弯曲成 90°，右前臂放在辅助椅上，左臂用力向上伸直，眼睛注视左手指尖。

Step4

吸气，左腿向上抬起并伸直，重心落到右脚和右臂上。保持 3～5 个呼吸的时间。身体还原至初始体位，换另一侧练习。

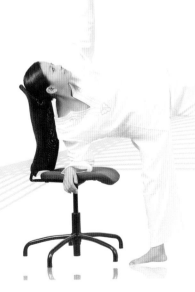

战士二式——提高免疫力

战士二式强调注意力、力量和勇气，能够提高准妈妈的免疫力。随着胎宝宝的发育，准妈妈可以借助辅助椅练习战士二式，以便保持身体的平稳，为生产做好准备。

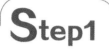

基本站姿，双腿伸直并拢，双臂自然垂于体侧。

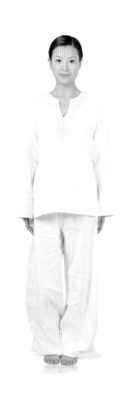

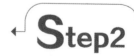

吸气，双腿左右尽量分开，双臂向两侧打开呈一条直线。

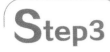

Step3

呼气，坐在辅助椅上，左脚向左侧转 90°，使左小腿与地面垂直，左大腿与左小腿垂直，右腿伸直，将双臂向左右侧水平无限延伸。

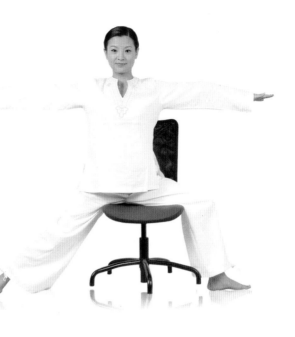

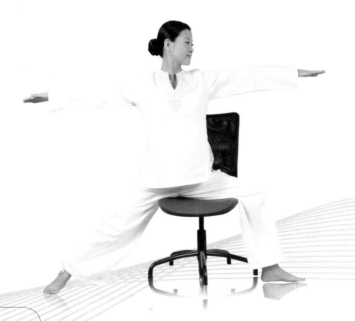

Step4

脸朝左，眼看左前方，保持数秒钟。然后双臂自然下垂，掌心轻贴大腿两侧，身体还原至初始姿势，换另一侧重复练习。

摇篮式——放松胯部

摇篮式是保持束角式的坐姿，分别向左、向右摇摆的体式，能使胯部的肌肉放松、变柔软，从而减轻分娩的痛苦，还能加强脊柱弹性，增强背部力量，使臀部重心上移，防止臀部下垂。

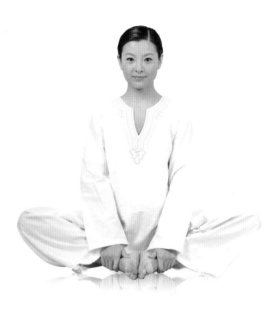

Step1

屈膝盘坐，脚掌相对，双手抓住脚踝。

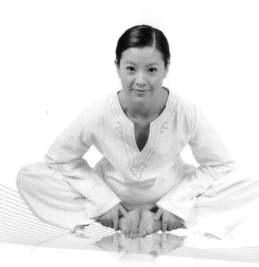

Step2

身体稍微前倾，双手肘分别压住大腿内侧。

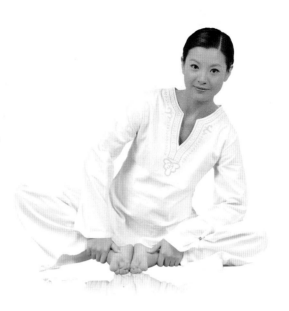

Step3

向左摇摆，注意保持稳定。

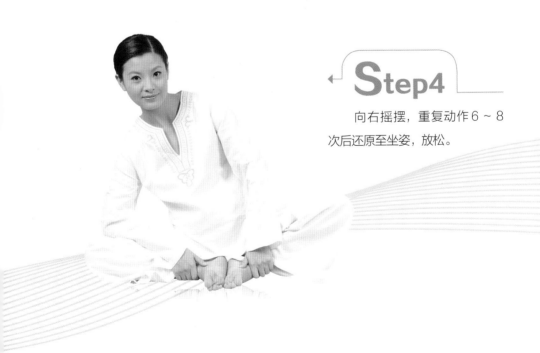

Step4

向右摇摆，重复动作6～8
次后还原至坐姿，放松。

束角式变体——强健腹肌

本体式可作为练习其他体式的热身运动,适合孕中期的准妈妈练习,帮助打开髋关节、膝关节,减少腹壁脂肪,加强腹肌力量。同时,本体式还能强健脊柱,将臀部重心上移,防止臀部下垂。

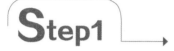

屈膝盘坐,脚掌相对,双手抓住脚踝。

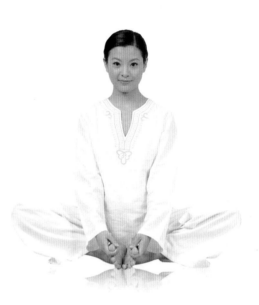

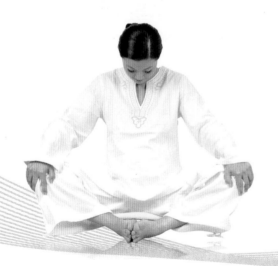

身体稍微前倾,双手肘分别向外压住膝盖。

Step3

呼气时，将右脚抬起，左腿
姿势不变，将右脚板放在左肘窝里，
右膝盖放在右肘窝内。吸气，脊柱
向上伸展，将右腿推离胸部。

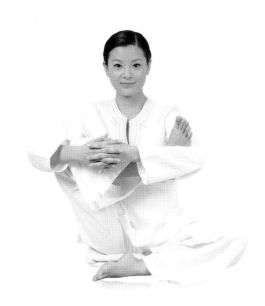

Step4

回到起始姿势，换左腿练习。

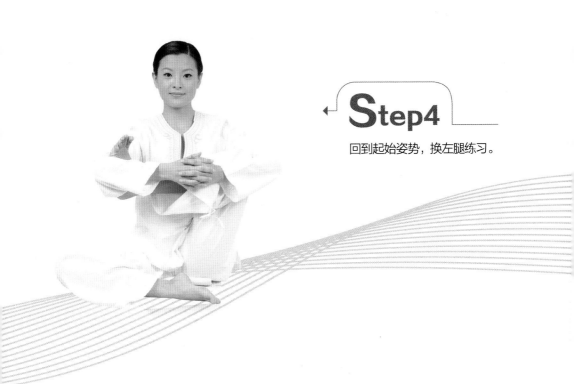

坐山式——滋养胸部

随着孕期激素水平的变化，乳房逐渐增大的同时，还伴随着乳房的敏感、胀痛，孕妈妈除了要注意个人卫生外还要锻炼胸部肌肉。孕妈妈经常进行坐山式练习，能滋养胸部，预防胸部下垂，减轻乳房胀痛。

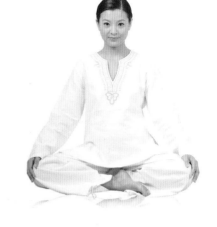

Step1

采用舒适的坐姿坐好，上身挺直。

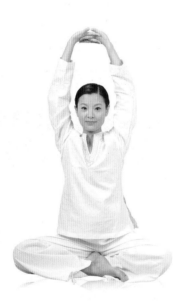

Step2

十指相交，掌心翻转向上，双手伸展举过头顶，保持腰背挺直。

Step3

下巴抵在胸骨上，两臂尽量向高处伸展，深长而平稳地呼吸。保持30秒钟，还原至初始坐姿，交换双腿的前后继续练习。

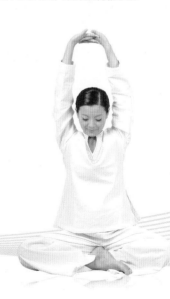

简易蛇击式——辅助胎位矫正

孕妈妈选择顺产无论对宝宝还是自身都是有益的，但是胎位不正会影响分娩过程，不过孕32周之前都有机会纠正胎位。简易蛇击式能够帮助纠正胎位，辅助胎儿将臀部纠正为顺产式的头位。

Step1

跪坐于叠好的薄毯上，腰背挺直，双手放于膝盖上方。

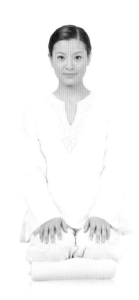

Step2

胸部下方垫一个枕头，随着呼气慢慢前送身体，胸部落在枕头上。保持3次均匀的呼吸。呼气，慢慢立起身体，回到起始姿势。

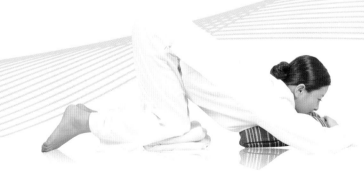

盆底肌伸展运动——强化盆底肌

　　盆底肌伸展运动在练习时要集中意识，通过呼吸控制盆底肌，从而增强其弹性。孕妈妈经常练习盆底肌伸展运动，不仅能够放松身体，还能柔化产道，有利于阴道产后恢复。

Step1

　　坐在椅子上，屈膝。确保脊柱在舒适的位置上支撑身体，双手自然地放于下腹部，将意识集中在骨盆底肌肉上，收紧然后放松，然后再收紧，反复数次。吸气，利用下背部和腹部肌肉的力量尽可能地收紧盆底肌。呼气，缓慢地放松盆底肌，并延长呼气的时间。

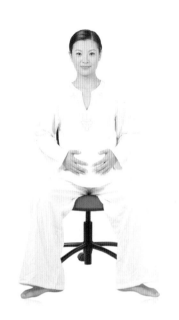

Step2

　　以猫式跪坐于叠好的薄毯上，双膝稍稍分开。向前倾斜肘部并将额头放于双手手背上。吸气，收紧括约肌。呼气，完全放松，重复3次。然后将意识集中在尿道部位。平稳地呼吸时，快速地收紧并放松这个部位。最后，将意识集中在阴道两侧的肌肉上，尽量向内收紧。保持深长的呼吸，慢慢放松所有的骨盆肌肉，重复练习数次。

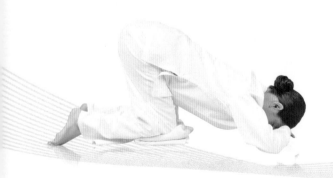

猫式——舒缓身心

猫式是一种温和、有效的热身方式，配合柔和、缓慢的呼吸，能够很好地伸展背部和腹部肌肉、舒展骨盆，还能放松肩颈和脊椎，让身体舒适、精神放松、心情愉悦。

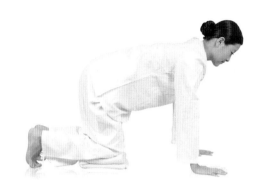

Step1

身体呈四脚板凳状跪立在叠好的薄毯上，双手和双膝着地，双臂、双大腿分开一肩宽，且与地面垂直。

Step2

吸气，抬头、提臀、塌腰，双眼尽量向上看。

Step3

呼气，低头，含胸拱背。收紧腹部肌肉，用下巴触碰锁骨，臀部尽量向下沉，大腿始终垂直于地面。重复 5～10 次练习后，休息放松，身体还原。

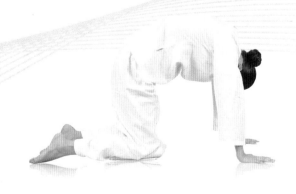

骨盆拉伸式——强化骨盆韧带

骨盆拉伸式很适合准妈妈练习，一方面两腿放在椅子上的姿势十分有利于防治静脉曲张和去除腿部水肿，另一方面拉伸骨盆的动作能够加强骨盆韧带，从而有助于分娩。

Step1

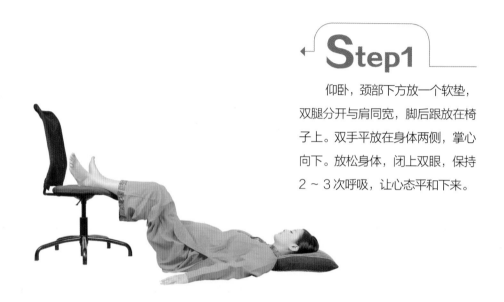

仰卧，颈部下方放一个软垫，双腿分开与肩同宽，脚后跟放在椅子上。双手平放在身体两侧，掌心向下。放松身体，闭上双眼，保持2～3次呼吸，让心态平和下来。

Step2

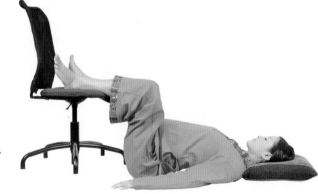

吸气，将后背慢慢拉回地板，腹部向外膨胀，骨盆底向内向上拉。呼气，拱起腰背部，腹部收缩，拉伸骨盆。保持均匀的呼吸，然后还原至初始姿势。

坐角式——放松骨盆肌肉

坐角式是瑜伽体式中的一项舒展术，其功效在于舒缓骨盆和臀部，促进骨盆区域的血液循环，使其保持健康，有利于分娩。准妈妈经常练习坐角式，还能伸展大腿后侧、内侧的韧带和肌肉。

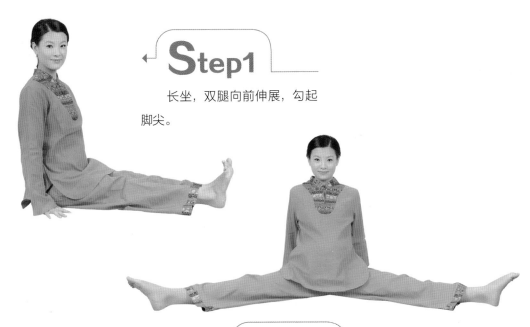

Step1

长坐，双腿向前伸展，勾起脚尖。

Step2

两手在背后支撑，双腿依次缓慢地向外打开，尽量向身体的外侧伸展，以感觉舒适为限，绷直脚背。

Step3

双手伸直放在身体前侧，吸气，双眼目视前方，保持脊柱挺直，脚背绷直。再次吸气，颈部充分放松，胸部向前推。

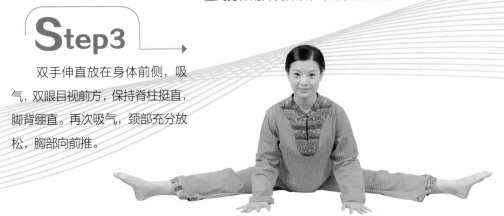

敬礼式——引导胎头入盆

　　敬礼式是通过呼吸调节促进身体内循环的一个体式，同时也是非常有利于生产的体位，能够引导胎头入盆，缩短产程。平时孕妈妈练习此体式还能防止和缓解孕期便秘。

Step1

　　小心地蹲下，让双膝分开约一肩膀的宽度，两脚平放在地上。双手合十，两肘分别抵住两膝的内侧。

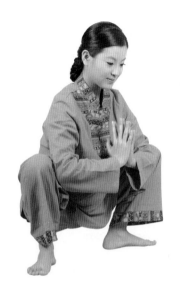

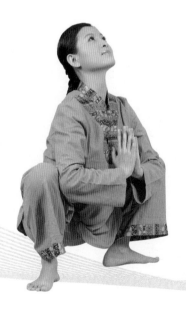

Step2

　　向后伸展颈项，眼睛向上看，双肘向外推，借此尽量将两膝向外伸展。保持10秒钟，自然呼吸。

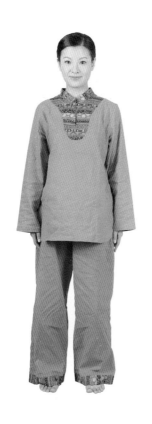

Step3

反复练习数次后，慢慢起身，恢复至基本站姿。

教练辅助：

在练习的过程中，孕晚期的准妈妈很难单独完成下蹲的动作。下蹲时，请教练扶住，保持重心平稳，然后慢慢下蹲。

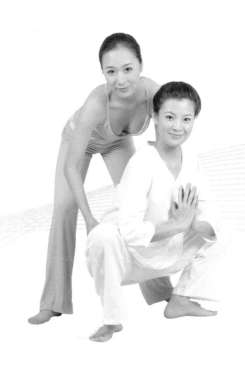

狮子式——舒缓子宫压力

狮子式中的跪坐非常适合在孕晚期练习。跪着时，子宫的重量被双腿、双肘和双手均匀地承担，能大大缓解子宫的压力。膝盖分开时，能使胎宝宝在骨盆的扩张中得到较大的空间。

Step1

猫式跪立，双膝分开，弯曲肘部并放松前臂，将两臂放在地板上，并和膝盖保持在一条直线上。

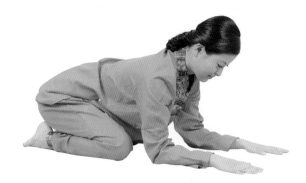

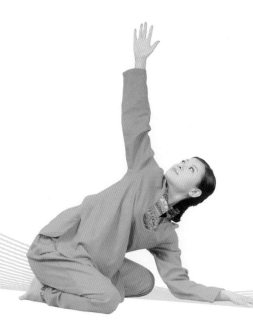

Step2

抬起臀部，保持重心平稳，使脊椎、头部在同一条直线上。吸气，向上伸展右臂，眼睛向右手指尖方向看。

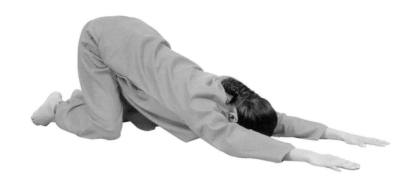

练习小叮咛：

患有高血压和头部眩晕的准妈在做此动作时，可以将左手轻轻握拳，将前额或下巴放在大拇指和食指圈上，以抬高头部，避免眩晕。

Step3 ↑

呼气，右臂向下，沿地面向前伸展，额头触地，同时尽可能地推动尾骨。还原至猫式跪姿，反方向继续练习。

Step4 →

向后坐在脚后跟上，将双手放松地放在胸前。吸气，然后在呼气时吐舌头。

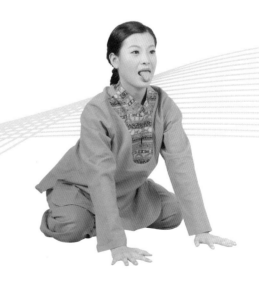

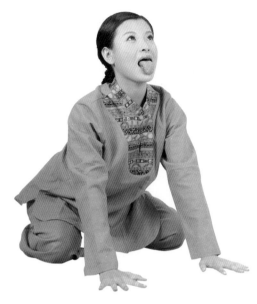

Step5

将眼睛尽量睁得大一些，将舌头用力向外伸。收回舌头，放松，反复练习。

Step6

头枕在枕头上，双膝分开并放松身体。

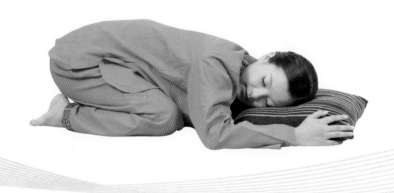

助产伸展式——舒缓臀部肌肉

准妈妈在孕晚期练习助产伸展式动作，不仅能够增强腹股沟的灵活性，促进盆腔的淋巴回流和血液循环，还能舒缓臀部肌肉，有助于减轻分娩时的阻力。但耻骨功能不良的孕妈妈不能练习此式。

Step1

双膝跪于叠好的薄毯上，双手放在双膝前的地板上，臀部坐在脚后跟上，保持30秒钟。

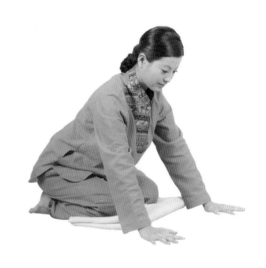

Step2

慢慢起身，保持平稳，然后小心地蹲下。保持深长的呼吸，前脚掌贴地，轻轻地抬起膝盖，双手合十置于胸前。前后轻轻地摇动骨盆和背部，增加尾骨的空间。保持背部挺直，深长地呼吸。

孕期烦恼瑜伽来攻克

准妈妈怀孕后会有很大的变化，在各个时期都会出现不适症状。早期孕妈妈主要以休息为主，中后期的不适症状准妈妈要在保证充分休息的基础上，定期做一些练习，且避免长时间地站立或坐着，可以减轻或消除不适。

▶ 简易脊柱扭转式——舒缓背痛

简易脊柱扭转式需要扭转腰部，活动脊柱，可舒缓轻微的背痛，缓解孕期腰背部疲劳。另外，此式可以有效拉伸腹部的肌肉，按摩腹部器官，促进消化和排泄，适合孕中期练习。

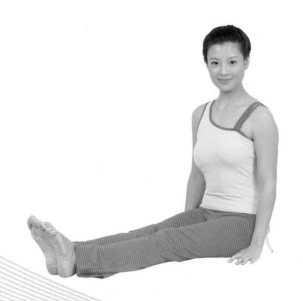

◀ **S**tep1

长坐，双腿伸直并拢，腰背挺直，双手搭放在臀部两侧，身体放松。

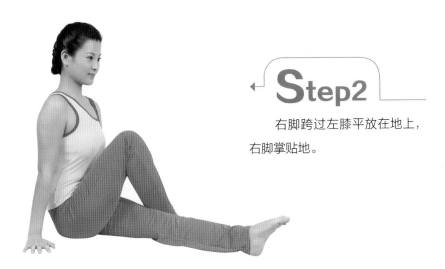

Step2

右脚跨过左膝平放在地上，
右脚掌贴地。

Step3

吸气，左手贴放在右大腿外
侧。呼气，身体向右后侧扭转，
右肩向后打开，头转向右后侧。
保持 3 次呼吸。身体回正，换另
一边继续练习。

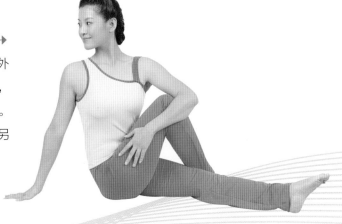

练习小叮咛： 在练习的过程中，重心放在手部和脚部。由脊椎的底端开始
扭转时，注意腹部器官和肌肉的伸展，看看每次能否再多转一点。

肩部伸展式——消除疲劳

肩部伸展式将血液送往头部，消除疲劳，活化脑细胞，令头脑清晰，还能刺激垂体、松果体及甲状腺等，强化全身机能。它还可以很好地打开胸腔并放松肩部，难度较低，适合零基础的孕妈妈。

Step1

稍微屈膝站立，双腿分开稍宽于肩。弯曲双肘，将双手贴近双耳，提升肘部。吸气，使两肘部尽量向胸前靠拢。呼气，将两肘部尽量向背后打开，重复几次。

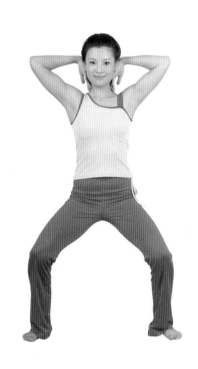

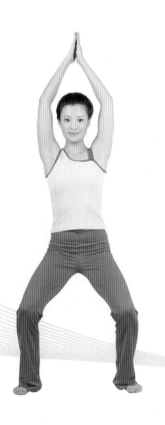

Step2

下半身保持不动，双手合十放于头顶，向右推动肘部，再向左推动肘部，重复几次。

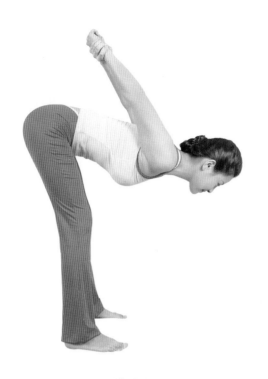

Step3

一只手抓住另一只手的腕部，身体向前弯曲。注意保持背部伸直。15 秒钟后换另一只手做拉伸的练习。

Step4

双手环抱双肘，身体慢慢地向下伸展，保持深长的呼吸，直至手碰到地面。

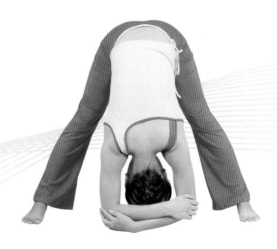

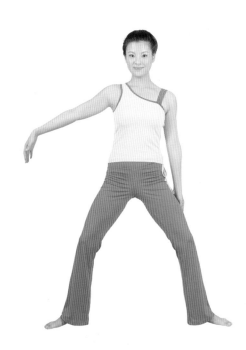

Step5

还原至初始站姿，双臂在身
体两侧轻轻地摆动，重复几次。

教练辅助：

在做下压动作时，
请教练一手扶住您的手
肘处，一手扶腰，帮助您
保持稳定及完成体式。

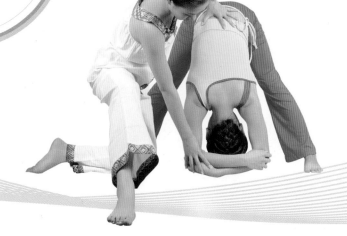

瑜伽身印——增强消化功能

瑜伽身印双手在背后合十，可以扩展胸部并增大肩膀的活动范围，减缓心率、安定神经以及平复情绪。此外，练习此式还能使大肠积累的糟粕向下运行，有助于缓解便秘、增强消化功能。

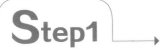

将双腿盘成莲花坐或半莲花坐，坐好。

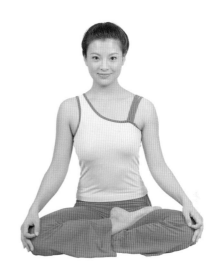

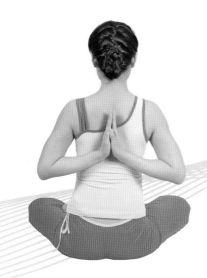

Step2

臂背后屈起，双手合十。

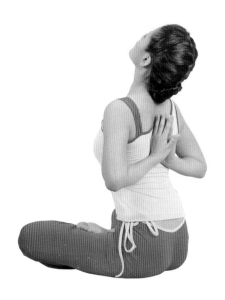

Step3

吸气，头向后仰。

Step4

呼气，上身缓缓前倾，放松
脖颈，前额贴地，保持 20 秒钟，
自然地呼吸。

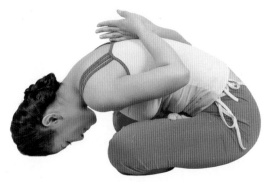

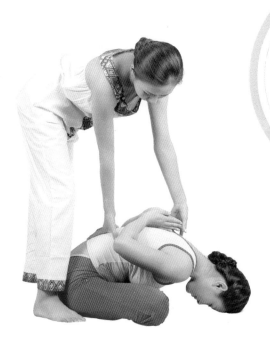

教练辅助：

大部分人在起初练习时都无法做好 step4，可请教练用一只手紧握住您的双掌，一只手扶住背部，帮助您更好地完成动作。

Step5

吸气，缓缓起身，还原，放松手臂和腿部。交换腿的上下位置再做一次。

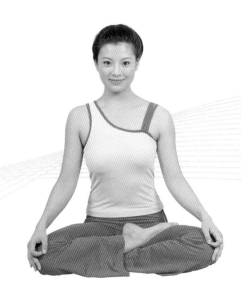

快乐婴儿式——安神助眠

快乐婴儿式是一个令人身心放松的体式。经常练习能让孕妈妈放松神经，消除疲劳之余，还能治疗失眠，提高睡眠质量。值得注意的是，怀孕 7 个月后不要再练习此体式。

Step1

仰卧，双腿屈膝，双手平放于身体两侧。

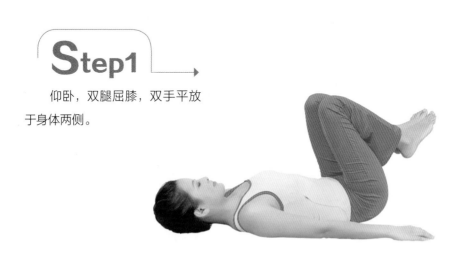

Step2

双手握住两脚脚踝，将两膝盖靠近腋窝，保持自然呼吸。尾椎骨要贴近地面，注意不要挤压腹部。保持这个姿势，以感觉舒适为宜，然后双脚放回地面，双膝弯曲、放松。

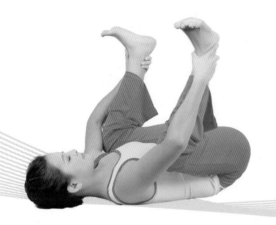

月亮式变体——提高睡眠质量

月亮式变体是一个相对轻松的体式，能放松肩关节、髋关节和膝关节，同时还能放松坐骨神经。准妈妈在睡前练习此式，可以消除内心的焦虑与不安，有助于尽快入睡，提高睡眠质量。

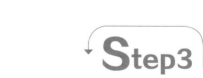

Step2

吸气，延伸身体。呼气，同时身体慢慢向前倾，直至额头着地，手臂前伸与肩同宽，双腿舒适地分开，肩膀向地面自然下垂。放松，保持轻柔的呼吸。

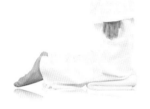

Step1

跪在垫子上，双手自然放于体侧，腰背挺直，大腿与地面垂直。

Step3

双手握拳叠起来，额头靠在拳头上，保持自然的呼吸，15秒钟后还原至初始姿势。

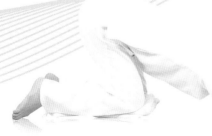

拐杖式——解决妊娠抽筋

孕中期，胎宝宝迅速发育，会从母体吸收更多的钙，此时若孕妈妈补钙不足会出现腿部抽筋的症状。拐杖式能有效锻炼腿部肌肉，增强腿部力量，预防和缓解腿部抽筋。

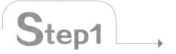

长坐，膝盖尽量下压并拉伸腿部后侧，脚尖勾回。

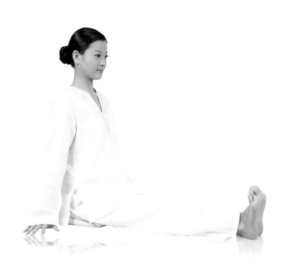

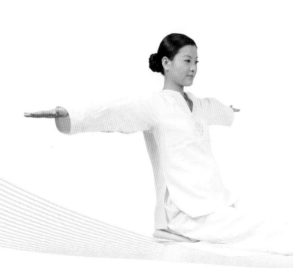

手臂向两侧打开，双手用力伸直，挺胸，放松肩部肌肉。

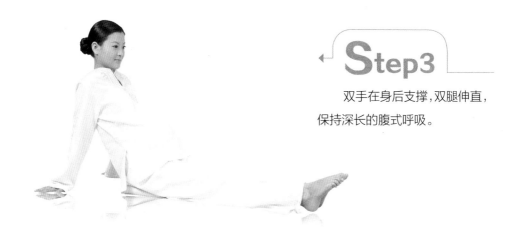

Step3

双手在身后支撑，双腿伸直，保持深长的腹式呼吸。

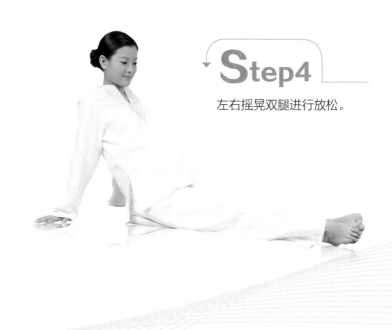

Step4

左右摇晃双腿进行放松。

练习小叮咛： 如果在地板上练习，建议垫上一个防滑的软垫，以减少久坐对尾骨的伤害。另外，如果准妈妈患有脚踝松软症或者脚踝刚刚扭伤，就不要练习这个体式。

步步莲花式——预防便秘

便秘多发于妊娠的中后期，练习步步莲花式能预防和消除便秘。此外，练习此体式还有利于减轻分娩时的痛苦，促进分娩顺利进行。双腿抬起的幅度可以根据准妈妈自身的情况而定。

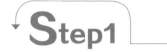

仰卧，双手自然放在身体两侧，掌心贴地。

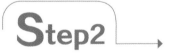

吸气，双腿竖直上举，至与地面垂直。

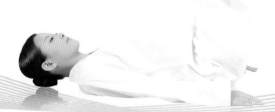

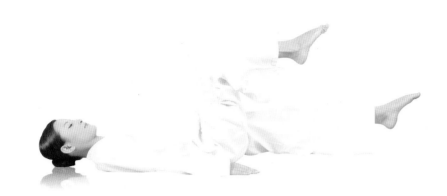

Step3 ↰

呼气，左腿绷直下落。右腿
屈膝，大小腿呈直角状，大腿向
胸口方向弯曲靠拢。

Step4 ↰

吸气，双腿交换动作，右腿向斜上方伸直，左
腿屈膝向胸口方向弯曲。自然呼吸，双腿轮替，如
蹬自行车；呼气，双腿慢慢落地，伸直并拢，身体
仰卧休息。

拉弓式——减轻腹部压力

拉弓式可以拉伸手脚的肌肉和筋骨，刺激交感神经，从而达到提高体温，促进血液循环的目的。孕妈妈练习拉弓式还能增加肋骨空间，减轻腹部压力，使胎宝宝更加舒适地伸展。

Step1

坐在地板上，双腿分开。伸展右腿，弯曲左膝盖，并放在叠好的薄毯上，左脚放在靠近腹股沟的位置，左脚脚掌抵住右大腿内侧。双手相叠，自然放于腹部。保持平稳的呼吸，腰背挺直。

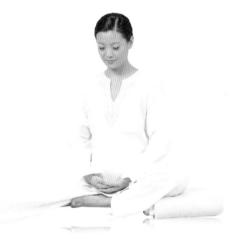

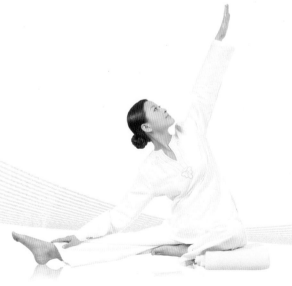

Step2

呼气，右手放在右小腿上，同时向后转动左肩并向上伸展左臂，眼睛看左手指尖的方向。

Step3

呼气，身体向右弯曲。吸气，身体向外转动，伸展左臂。

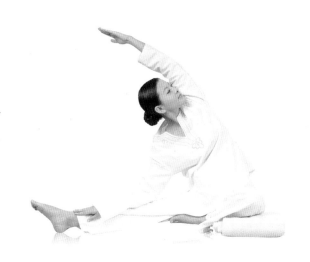

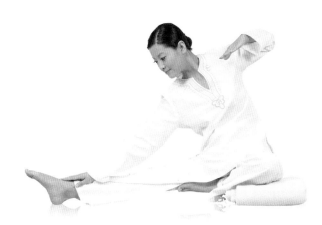

Step4

弯曲左肘并向后伸展，使左肘和右臂呈一条直线，眼睛看右腿方向。保持深长的呼吸，伸展右脚跟的同时下压左膝盖。

Step5

吸气，身体回正。呼气，向上伸展左臂，弯曲左肘使双手手指在背后相握，做进一步的伸展。然后还原到原始坐姿，继续做反方向的练习。

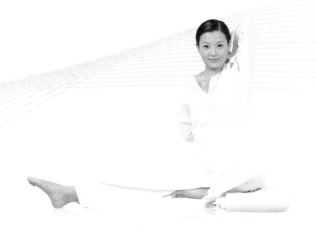

简易战士式——缓解乳房胀痛

简易战士式是一个全身性的运动，能调动全身肌肉，扩展胸部，缓解乳房胀痛。在练习的过程中，使用结实的椅子来支撑身体，这不仅能方便准妈妈练习，还能打开髋部，锻炼髋关节，强健生殖器官。

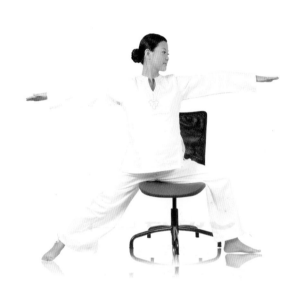

Step1

小心地坐在椅子上，双腿尽量打开。向左转动身体的同时伸展右腿，双臂打开呈一条直线，眼睛向左手方向看，保持3次完整的呼吸。

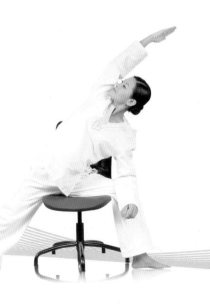

Step2

将左手自然地放于左大腿上，向上伸展右臂，使右臂与右腿呈一条直线。伸展手臂时转动上身，呼吸时伸展肋骨。

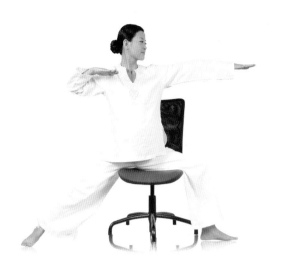

Step3

身体回正，弯曲右肘的同时伸展左臂，使其在一条直线上，向外伸展左臂，眼睛向左手方向看，保持3次完整的呼吸。

Step4

双臂向上伸展，双手合十，保持肘部伸直。呼气，将意识集中在脚跟后侧。

Step5

身体回正。双手在胸前合十，保持平稳的呼吸。反方向继续练习。

树式——缓解孕期焦虑

树式是在没有任何依靠的条件下，用单腿来支撑身体，把握向上伸展的平衡体式。练习树式可以帮助孕妈妈清除消极的想法，重新整理紊乱思绪以回归清澈的心灵状态。孕妈妈要在确保安全的前提下进行练习。

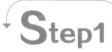

站立，双脚并拢，腰背挺直，双手自然垂于体侧，目视前方。

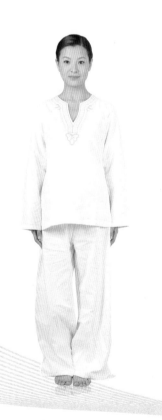

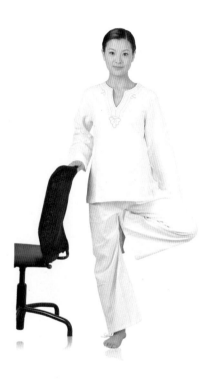

Step2

屈左膝，用左手把左脚抬起，左脚掌贴紧右大腿内侧，左脚跟靠近会阴。

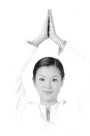

Step3

双手回到初始位置，双手合十，大拇指相扣。

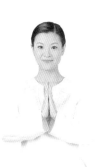

Step4

吸气，双臂高举过头顶，向上方延伸。保持单脚站立的姿势5 ~ 10秒钟，呼气还原，换另一边练习。

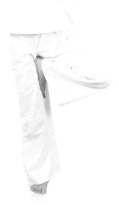

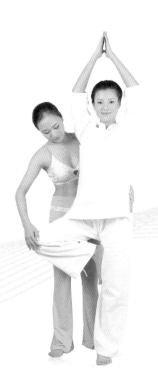

教练辅助： 如果无法保持平衡，为了练习的安全，可以让教练一手扶在您的腰间，一手扶住您弯曲的膝盖，以帮助您保持身体平衡。

下犬式——缓解抑郁症

下犬式能强健和放松神经系统，有助于缓解抑郁症和焦虑症。此外，下犬式是有益胸部肌群的一个体式，它让你的胸部肌群重新伸展，并且，为身体的其他部位积攒所需的力量。

Step1

身体呈四脚板凳状跪立在叠好的薄毯上，双手和双膝着地，双臂、双大腿分开一肩宽，且与地面垂直。

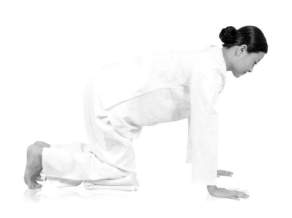

Step2

全脚掌着地，下压地面，伸直下肢，臀部朝天花板延伸，同时，双手下压地板充分伸展双臂，放松颈部与头部，头部轻垂在两臂之间。

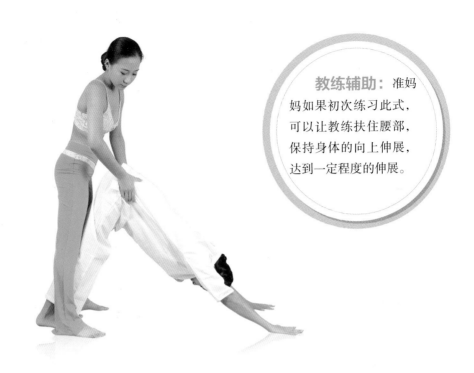

教练辅助：准妈妈如果初次练习此式，可以让教练扶住腰部，保持身体的向上伸展，达到一定程度的伸展。

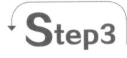

Step3

保持 1 分钟，深长地呼吸。然后恢复原位。

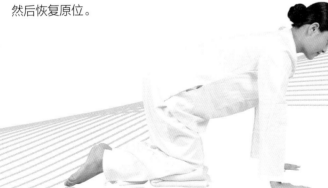

直立式——释放压力

练习直立式时讲究神形合一，应将冥想融入其中，配合呼吸，在一呼一吸中释放压力，此姿势保持得越久就越能使心态平和。孕妈妈常做此体式能保持孕期体态稳定，纠正不良姿势。

Step1

基本站姿，双腿伸直并拢，双臂自然垂于体侧。

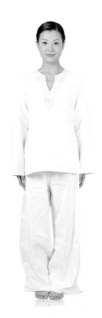

Step2

双脚平行分开站立，身体重量平分在两脚上。

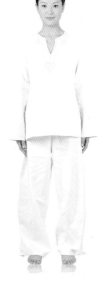

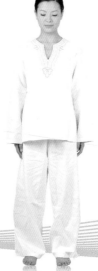

Step3

闭眼，双膝放松。舌头平放在口腔底部，不要抵住上腭。正常呼吸，保持1分钟，然后睁开双眼。

双角式——缓解孕期焦虑

双角式可以调动全身的血液循环，缓解肌肉僵硬，消除椎间盘的压力，释放上背和肩膀的紧张，镇静情绪、减缓焦虑。双角式还能防治血液运行不畅而引起的身体水肿。孕晚期的准妈妈可以练习此式。

Step1

站立，双脚打开约肩膀的两倍宽，双手叉腰，腰要挺直。

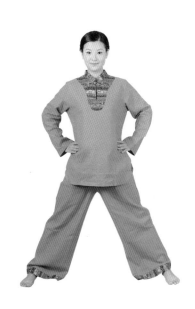

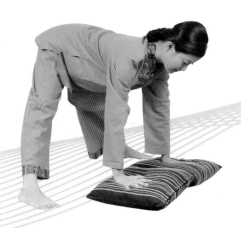

Step2

大脚趾与脚跟稍微出力抓地，大腿肌肉收紧，意识力集中在腰部，眼睛看前面一个点，慢慢吐气，从髋关节开始向前折叠，保持背部的伸展。两手张开，与肩同宽，伸向抱枕。保持背部伸展的前提下俯身下弯。

双腿坐立前屈式——预防脊柱侧弯

双腿坐立前屈式很好地扩展了胸腹部，既改善了呼吸系统，又促进了胃肠蠕动。此外，该体式还拉伸了脊柱，能够预防脊柱侧弯。准妈妈孕中、晚期可以放心地练习该体式，动作要缓慢、均匀。

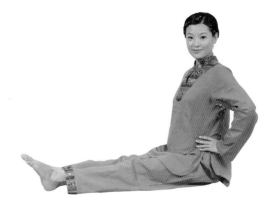

Step1

双腿伸直并拢坐在垫子上，双手扶住髋关节。向下压膝，脚尖绷直，拉伸脚跟。抬升胸骨，伸长脊柱并放松肩部，身体慢慢向前、向后摇动。

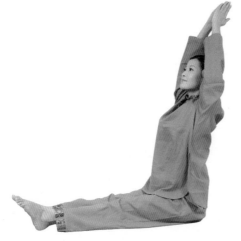

Step2

吸气，双手在头顶合十，保持脊柱挺直。

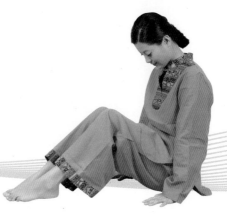

Step3

双膝略微弯曲以放松脚部，双手撑地，上身前屈慢慢靠近双膝，以不压腹部为准。保持均匀的呼吸，恢复脊柱垂直，放松。

上伸腿式——减轻静脉曲张

　　练习上伸腿式时，上半身平躺有利于缓解腰背部的压力，缓解内脏压迫，给予宝宝更大的空间；下肢的上举可以促进下肢血液循环，缓解静脉曲张。值得注意的是，腹部隆起太大的孕妇不适合练习此式。

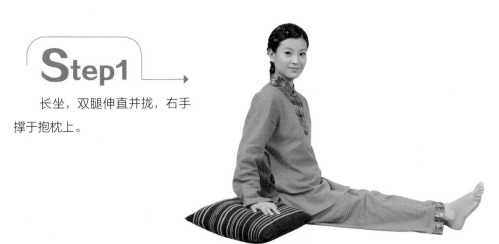

Step1

　　长坐，双腿伸直并拢，右手撑于抱枕上。

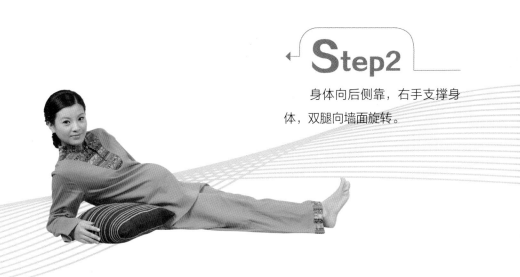

Step2

　　身体向后侧靠，右手支撑身体，双腿向墙面旋转。

Chapter 3　孕味瑜伽，享受母婴同体的日子　　**123**

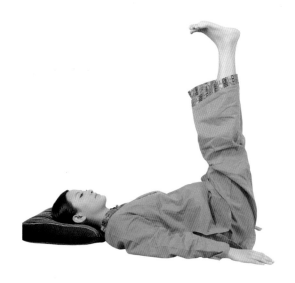

头枕在抱枕上，双腿靠墙向上伸直，臀部尽量靠墙，保持3次呼吸。

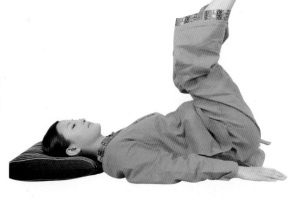

Step4

屈膝，双脚压在墙面上，抬起臀部（臀部下方塞入枕头，使臀部靠墙），保持2次呼吸。

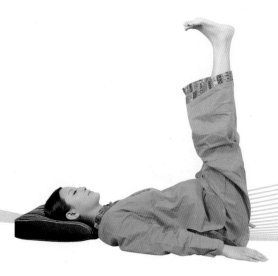

Step5

放低臀部，双腿靠墙向上伸直，手臂放在身体两侧，全身放松，保持3～5次呼吸。

Step6

屈膝，身体向右侧慢慢转动。

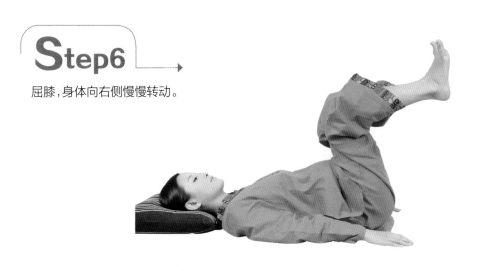

Step7

双手支撑身体，回到初始坐姿，放松。

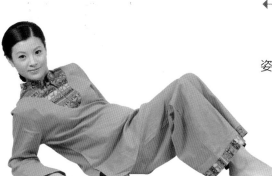

练习小叮咛： 准妈妈把腿放下的时候动作要轻柔、缓慢，双手支撑住，再慢慢起身坐起。

英雄式——预防感冒

英雄式能够按摩盆腔器官和强健脊椎，还能舒缓紧张的肩部和胸部的肌肉。双手在背后十指相扣的动作能够减少大臂后侧多余的脂肪，同时，还能扩展胸部，强化呼吸系统的功能，预防感冒。

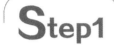

以英雄坐坐姿坐好，腰背挺直，目视前方。

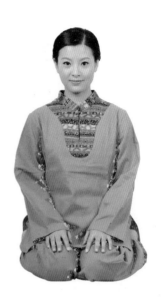

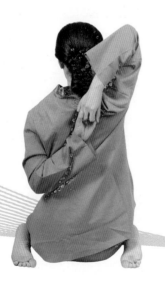

Step2

右臂高举过头，屈肘，将右手放在两肩胛骨之间。左臂屈肘，从背后抬升起来，双手手指相扣。头和颈部挺直，眼睛向前直视。正常呼吸，保持 20 ～ 30 秒钟。

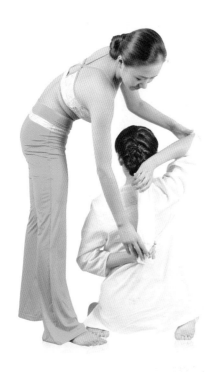

教练辅助：
　　如果您的两手不能相扣，可借助毛巾练习，然后请教练扶住您的手肘，使其在一条直线上。

Step3

　　两手交换，换方向相扣。正常呼吸，保持20～30秒钟，然后还原至初始坐姿。

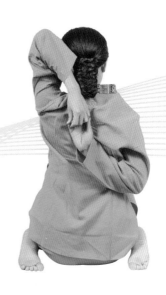

仰卧靠墙运动——缓解下肢水肿

随着孕期的增加，子宫的体积逐渐变大，压迫到下肢大静脉会使下肢水肿。此时孕妈妈练习这个体式，将双腿上抬高于心脏，有利于血液回流入心脏，加速血液循环，缓解下肢水肿。

Step1

仰卧，双腿向上伸展靠墙，
臀部贴地，双手臂于头顶伸直并
且十指相交。

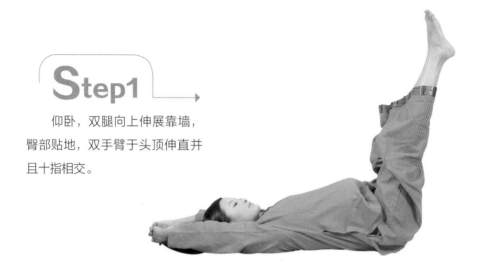

Step2

缓慢地向两旁打开双腿，两
手分别放于大腿内侧。

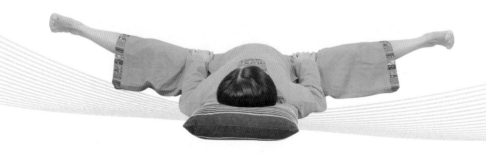

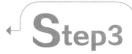

Step3

脚心相对靠墙，双膝向两旁
打开，双臂自然放于身体两侧，
手心朝上。

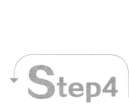

Step4

缓慢地放下双腿，身体向左
侧翻转，放松。

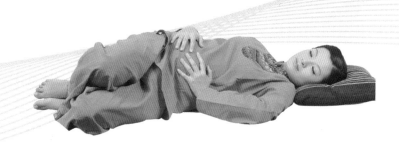

下蹲式——改善腰肌劳损

下蹲式对于孕妇来说是一个极好的练习，可以改善腰肌劳损，舒缓椎间盘的压力。另外，练习这个体式时可以锻炼骨盆底肌肉的弹性，有效减轻骨盆底疼痛，对分娩和产后身材恢复都有所帮助。

Step1

靠墙站立，两腿打开一个肩膀宽，脚尖向外，双手十指交叉放于体前。

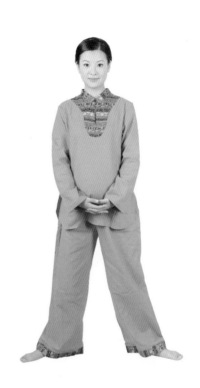

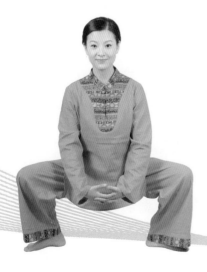

Step2

吸气，伸展脊椎向上。呼气，缓慢地下蹲。

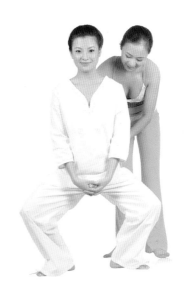

教练辅助：
孕晚期的准妈妈在下蹲过程中，需要教练扶住您的腰部，帮助您保持重心的平稳，更好地完成动作。

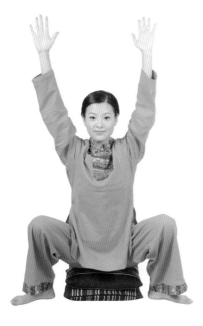

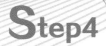

Step3

吸气，伸展手臂向上贴墙。
可借助瑜伽砖或抱枕支撑臀部。

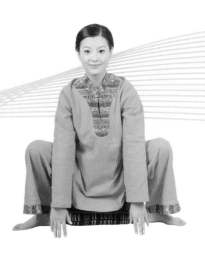

Step4

呼气，放下手臂，放松休息。

加强侧伸展式——矫正骨盆

加强侧伸展式充分活动髋部，有利于矫正骨盆，还能缓解坐骨神经疼痛以及关节肌肉僵硬。另外，在身体下压的过程中促进新鲜血液流向脊柱，使脊柱得以滋养，使身形更加灵活。

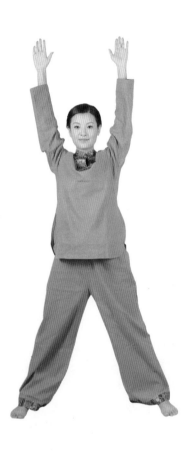

Step1

双脚分开约肩膀的两倍宽，双手高举过头顶，掌心向前。

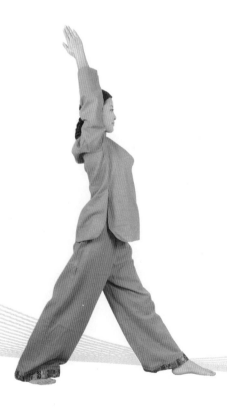

Step2

保持上半身直立向左转，双脚脚趾指向正前方，骨盆摆正。吸气，双臂向上伸展。

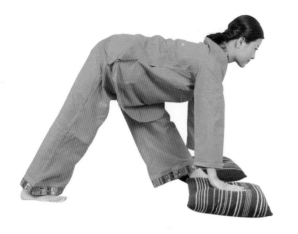

Step3

呼气，手臂带动身体向前伸展，落于左脚两侧的抱枕上。保持背部伸展，双脚受力均匀踩地，保持呼吸。

Step4

吸气，手臂向前伸展，带动身体向上并还原站立。换另一侧继续练习。

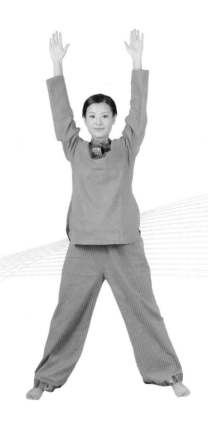

单腿背部伸展式——缓解胃胀

单腿背部伸展式不仅能使脾脏和胰脏的活动更加旺盛，消除胃胀和其他胃肠问题，还能伸展脊柱，滋养脊柱神经，增强脊柱的灵活性，缓解子宫对腰椎的压力。久坐的孕妈妈可以尝试练习此体式舒缓腰背。

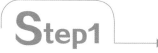

长坐，双腿并拢伸直，双手自然垂放于身体两侧。

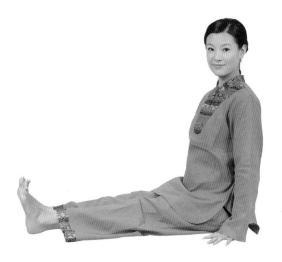

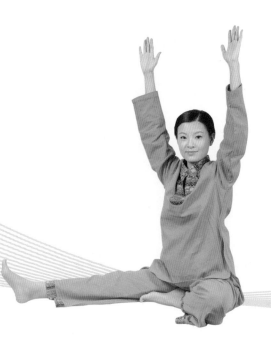

Step2

左脚放在腹股沟位置。吸气，双臂向前伸，高举过头顶。

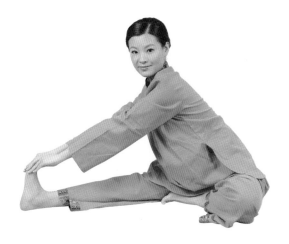

Step3

呼气，慢慢向前弯曲身体，
尽量用两手抓住右脚脚趾。

Step4

将上身慢慢地靠近脚部，保
持自然的呼吸并且放松颈部，低
头，闭上双眼，集中注意力。保
持这个姿势 10 秒钟，然后换左腿
继续练习。

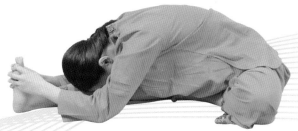

练习小叮咛： 在练习时，以身体感到舒适为宜，不要过分拉伸或挤压到腹部。
如果不能做到双手握住脚掌，让双手自然贴地伸展即可。

胸部练习——缓解呼吸不畅

　　胸部练习即打开胸腔，将胸部扩张，锻炼胸部肌肉。能缓解孕妈妈呼吸不畅，又能因孕妈妈的呼吸运动给胎宝宝提供充足的氧气。此外，此体式还能缓解乳房胀痛，保持乳腺畅通。

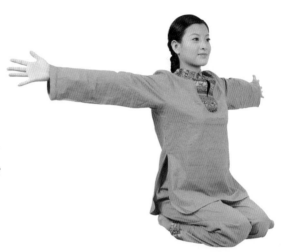

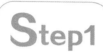

　　采取金刚坐坐姿，保持腰背挺直。两臂向两边平伸，手心朝前，与肩膀呈一条直线。

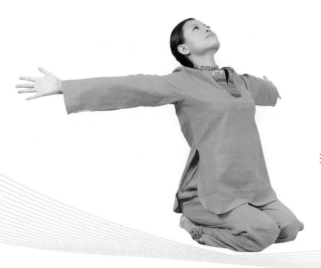

Step2

　　吸气，双手臂尽量向后张开，抬头扩胸。

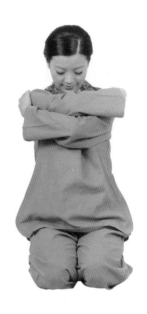

Step3

呼气，双手环抱，低头含胸。

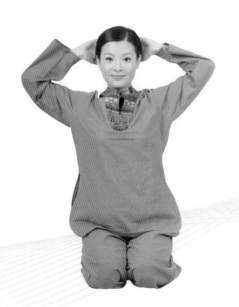

Step4

吸气，把头回正，两臂弯曲，放在头后方。

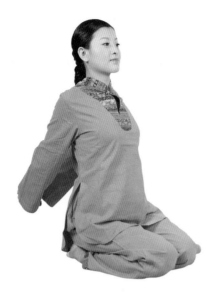

Step5

双臂在背后伸直,双手握拳,
尽量扩胸。

Step6

吸气,双臂收回,双手于胸
前合十。略低头,保持均匀的呼吸,
彻底放松胸腔。

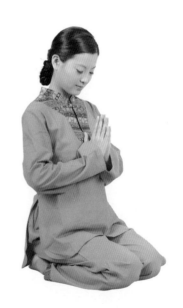

练习小叮咛: 在练习的过程中,要将脊柱挺直。可以在膝盖下方垫上垫子,
保护膝盖。

坐立休息式——舒缓假宫缩

坐立休息式是适用于整个孕期的体式。尤其是孕晚期妈妈孕肚越来越大，练习此体式时将双腿尽量张开，可以伸展大腿肌肉，放松骨盆，缓解盆底疼痛，还能缓解腹部压力，舒缓假宫缩引起的疼痛。

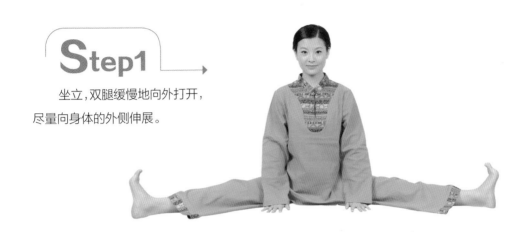

Step1

坐立，双腿缓慢地向外打开，尽量向身体的外侧伸展。

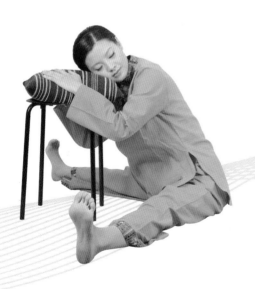

Step2

借助凳子，头靠在抱枕上，双手放于抱枕上，保持自然呼吸。

练习小叮咛：在练习时，双腿打开的幅度以感觉舒适为准，不要勉强。

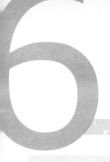

瑜伽助产缓解分娩之痛

妊娠和分娩不是疾病，孕妇也不是患者，但是分娩时会伴随着剧烈的疼痛。这种疼痛是一种正常现象。如果是身体出现问题，则要接受治疗，分娩完全是另一回事，不能将有关妊娠和分娩的一切事情都交给医院和医生。准妈妈们需要自己了解有关妊娠和分娩的知识，选择正确的方式来迎接分娩，也要为自己如何减轻分娩之痛、降低分娩的风险来做一些有效的努力。

▶ 瑜伽与分娩

影响分娩的重要因素就是孕妈妈的身体和心理状态。瑜伽是一种通过身体的平衡、平静的呼吸与冥想，结合恰当的饮食法使身心始终保持均衡状态的训练。因而，适当修习瑜伽能够帮助孕妇平和心境，减轻分娩时的痛苦，实现顺利生产。

瑜伽给分娩带来的好处

- 放松精神，以平和的心态迎接生产。
- 可培养分娩时所需要的耐力和力量。
- 可以避免会阴切开。
- 可缩短分娩时间，使生产更加迅速。
- 可以提供有助于顺产的体内环境，能顺利实现顺产。
- 可以增强肌肉、关节和韧带的柔韧性，锻炼盆骨，将分娩带来的痛苦减少 1/3。

有人说，分娩时所需要的能量相当于登上了一座珠穆朗玛峰。不过准妈妈们大可不必过于担心。在瑜伽的帮助下，只要坚持练习，就可以让女人在面对分娩这个一生中极大的挑战时，从"痛苦的痛"转变为"喜悦的痛"。如果孕妈妈在孕期坚持练习瑜伽，从出现分娩征兆（即阵痛）到分娩所需的时间就会比普通孕妇短得多。

当然，孕妈妈们的目标不应是无痛的分娩，而是自然分娩，只有当自然的身体、自然的内心、自然的生活三者结合在一起时，自然分娩才成为可能。瑜伽就能帮助准妈妈们达到这样的状态。

产程的三阶段

由于孕妈妈们在孕前和怀孕期间的生活方式不同，分娩的时间长短也有差别。通常初产妇为 14 ~ 15 小时，经产妇为 4 ~ 5 小时。而对于一直练习瑜伽的孕妈妈，即使是初次生产，也可以大大缩短分娩时间。普通人从进入产房到宝宝出生需要 2 小时左右，坚持练习瑜伽的孕妈妈可以把这个时间减到 1 小时左右。

第一产程：宫口扩张期

宫口扩张期从产生约 10 分钟间隔的阵痛开始，到宫颈口完全扩张至胎儿整个身体都能通过的 9 ~ 10 厘米、羊水破裂为止。这一过程的完成，初产妇通常需要 10 多个小时，经产妇需要 5 小时左右。虽然宫口扩张期时间较长，但初期的阵痛还在可以忍受的范围之内。有些产妇对分娩异常恐惧，精神十分紧张，临产后子宫收缩引起的正常疼痛对她们来说都成为难以忍受的巨大痛苦，不休息、不吃东西、大喊大叫，结果使体力大大损耗，没有足够的力量来增加腹压，娩出胎儿。宫缩无力往往使本来可以顺产的分娩变成了难产。

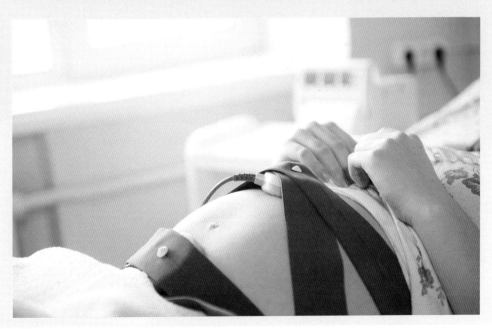

其实这一阶段，孕妈妈就可以通过腹式呼吸法进行深长而均匀的呼吸，较大限度地放松身体，让自己有充足的精力和良好的心态迎接宝宝的诞生。

在这个过程的后期，子宫收缩得越来越频繁，到最后每隔1到2分钟就要收缩一次，每次持续1分钟左右。当宫缩越紧，间歇时间越短时，宫口就开得越快，产妇的疼痛就越明显。阵痛严重时，做腹式呼吸会有困难，这时孕妈妈可以转换成胸式呼吸，并将意识集中在呼吸上而不是疼痛。当子宫开始收缩时，要全身放松，有节奏地用鼻子吸气，用嘴呼气。当子宫收缩得更快的时候就要加快呼吸的速度。

这一阶段，助产人员会及时为产妇测量血压，听胎心，观察宫缩情况，了解宫口是否开全，还要进行胎心监护，她们会针对产妇的具体情况，做出正确的判断和及时的处理。

第二产程：胎儿娩出期

胎儿娩出期是从宫颈口完全打开到宝宝出生这段时间。在这期间，宝宝一般会按照头、肩、腰、腿的顺序，旋转着从阴道娩出。

在胎儿娩出期，产妇要躺在产床上等候，助产人员会帮助分娩。产妇用力的大小和正确与否，都会直接关系到胎儿娩出的快慢、是否缺氧、以及阴部损伤的轻重情况。所以产妇一定要按照助产士的指导，该用力时就用力，不该用力时就抓紧时间好好休息、养精蓄锐。

随着这一阶段阵痛强度的增大、时间加长，孕妈妈要稍微抬起头和上身，下巴贴近胸部，两腿尽量分开较大幅度蹬在产床上，双手紧握产床边上的扶手。在阵痛时深吸气，呼出少量气体后屏住呼吸，像解大便一样向下用力，并向肛门屏气，持续时间越长越好。只有这样才能有效地推动胎儿。如果宫缩还没有消失就换口气，继续同样用力使劲。

没有阵痛、宫缩停止的间歇期里，产妇要全身肌肉放松，抓紧时间休息，切忌哭闹折腾。如果胎儿的头已经露出，则要轻轻的呼吸，绝对不要再用力。此时，即使用嘴短而轻地呼吸，宝宝的头也会娩出，紧接着是肩和整个身体，疼痛感就会立即消失。同时还可以听到宝宝的第一声啼哭。

这一过程初产妇一般需要1~2个小时，经产妇只需要半个小时或者几分钟。

第三产程：胎盘娩出期

胎盘娩出期是从胎儿娩出到胎盘及附着的卵膜完全娩出的时期，初产妇需要15~30分钟，经产妇需要10~20分钟。胎儿娩出后，频繁的阵痛会暂时停止，然后子宫会再次收缩，使子宫壁上的胎盘和少量的出血一同娩出。

这一过程虽然也有阵痛，但程度较轻，没有前两个产程中那么严重。偶遇疼痛严重时也可以用调整体位的方式来解决，即将脚踝向内弯折，脚跟向外，跟腱绷直，同时呼气，便能大大缓解疼痛。

助产呼吸

呼吸对于即将临盆的准妈妈来说非常重要。如果产妇能够通过呼吸的练习找到舒适的状态，放松身心和精神，就能为顺产做好铺垫。助产呼吸就是一套这样的呼吸练习方法。

功效：

调节呼吸系统；

促进血液循环，改善心肺功能；

强健腹部肌肉。

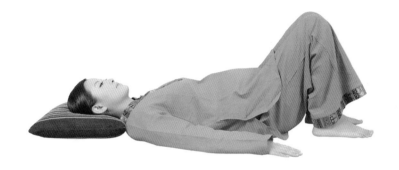

Step1

头枕在枕头上，仰卧，屈膝，双膝靠拢，双脚分开略比臀宽，双手平放于身体两侧，掌心向下。

Step2

双手放于腹部，吸气，有意识地让空气到达手下方的相关体内位置，进行 10 次有控制的深呼吸。不要让手臂、手和肩膀产生任何紧张感。

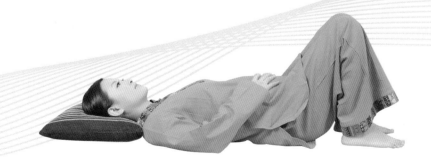

Step3

双手在胸部下方以及锁骨的位置移动，进行 10 次深呼吸，感受空气通过肺部时的感觉。

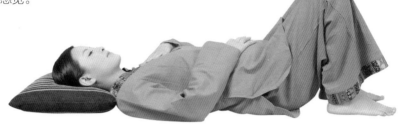

Step4

双手平放于身体两侧，掌心向上。深呼吸，让空气逐渐从肺底部上升至肺中部，最后到肺顶部直至充满整个肺部。重复 10 次。

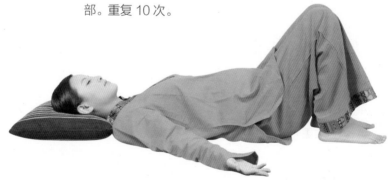

练习小叮咛：在练习的过程中，不要咬紧牙齿，舌头保持柔软并自然置于口腔底部。

必要时盖上毛毯以保持身体的温暖。

分娩中的放松术

分娩是女人一生中艰难而又压力巨大的时刻，即便是平时坚持练习瑜伽的准妈妈，要在分娩时完全放松也并非易事。由于分娩时周期性疼痛一直在持续，所以无法长久保持舒适的姿势，需要经常改变姿势。缓解分娩痛苦的方法几乎可以在瑜伽所有姿势中选择，因而孕妈妈可以选择适合自己的姿势和方法。当阵痛严重得无法放松时，即使是只将注意力集中在呼吸上，也会大有帮助。

阵痛是子宫收缩、胎儿将要娩出的信号。如果孕妈妈在这时很紧张，那么子宫和阴道口周围的肌肉就会收缩，从而妨碍阴道口打开，使胎儿娩出的时间变长。但是阵痛并不是时时刻刻都存在，而是断断续续、时有时无，因此中间有机会放松。当阵痛剧烈时可以通过多种方法缓解。

按摩

- 当小腹或者腰部有压迫感时，两手手指并拢，轻揉腹部或者腰部。
- 配合着呼吸的节奏，两手呈圆形或直线形抚摸左右两侧的腹部。
- 配合呼吸的节奏，两手手指并拢，抚摸腰部。

消除紧张的姿势

当胎儿下沉、临近分娩时，孕妈妈在被送到产房之前，应该用自由舒适的姿势消除紧张，可以不断改变姿势，也可以利用枕头和靠垫。阵痛不严重时，可以走路、下蹲、爬行或者坐下，用使自己舒适的姿势缓解疼痛。

热敷

用热毛巾敷疼痛的腹部、腰部、背部、大腿内侧等部位，可以暂时减轻疼痛。用热毛巾擦脸会大大改善心情。

音乐

音乐具有治疗的效果，它可以缓解焦虑，降低心率、血压和呼吸频率，减少肾上腺素的释放，所有这一切都有助于加速分娩的进程。产妇在产程中利用音乐作为吸引注意力的工具将会取得非常好的效果，因为她们的注意力已从体内的疼痛转移到体外的音乐上。

瑜伽体式放松法

体式放松法可以分为主动放松法和被动放松法。主动放松法是通过刺激肌肉和关节，有意识地缓解肌肉的紧张；被动放松法是放松全身所有部位，在有意识地放松身体的同时，减轻分娩的痛苦。

鱼戏式

这是一个非常好的放松姿势，能够使腹部得到温和的按摩，孕产妇在做的时候，用力不宜过大，做到正常人水准的 50% 即可。

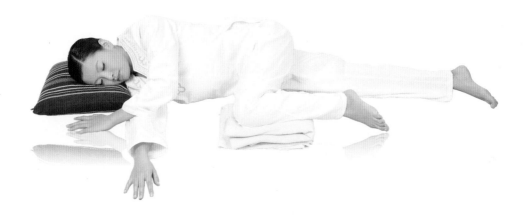

动作要领： 身体向右侧侧卧，将头枕在枕头上，右手向前方自然伸直，左手自然放于体侧或体前。弯曲左腿，使左大腿与右腿垂直，左脚放于身体前地面上。左膝盖下方可垫上薄毯。全身放松，自然而均匀地呼吸。

婴儿式

婴儿式是一种模仿胎儿在母体中休息的放松姿势。在练习时，膝盖蜷缩在腹部下面，背部和上半身的重量用腿支撑，会感觉十分舒适。在俯身前倾的过程中，对背部肌肉和脊椎能起到很好的放松作用，能帮助迅速减轻压力，舒缓精神紧张，消除疲劳。此姿势适合于产妇在阵痛间隙放松自己的身体和精神。

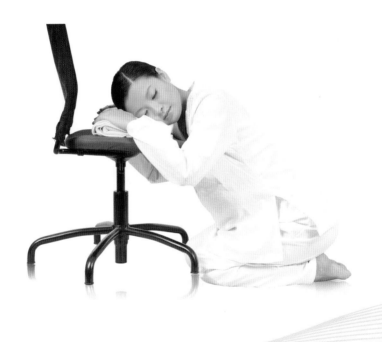

动作要领： 跪坐，臀部坐在双脚脚后跟上，然后上半身向前俯身，头部靠在椅子上或是大抱枕上。把头偏向一侧，侧脸颊贴在椅子上或大抱枕上休息。双臂自然放于椅子或大抱枕上。放松全身肌肉，保持自然呼吸。

附录一 孕期美丽宝典

正确洗脸6步曲

脸洗干净是护肤的前提，随着现在空气质量的不断下降以及化妆品的频繁使用，清洁脸部肌肤就显得尤为重要。无论是孕妈妈还是一般女性，都应该好好洗脸，正确洗脸，呵护我们的第一张名片。

温水打湿

洗脸用的水温非常重要。不能为图省事直接用冷水洗脸，也不能认为自己是油性皮肤就需要用很热的水才能把脸上的油垢洗净，正确的方式是用温水。因为用温水洗脸既能保证毛孔充分张开，又不会使皮肤的天然保湿油分过分丢失。

洁面乳起沫

洁面乳要根据肤质挑选，但无论用什么样的洁面乳，量都不宜过多，面积有硬币大小即可。在向脸上涂抹之前，一定要先把洁面乳在手心充分打起泡沫。因为，如果洁面乳不充分起沫，不但达不到清洁效果，还会残留在毛孔内，成为痘痘的元凶。

面部按摩

把泡沫涂在脸上以后要轻轻打圈按摩，不要太用力，以免产生皱纹。大概按摩15下左右，让泡沫遍及整个面部。

清洗洁面乳

用洁面乳按摩完后，就可以清洗了。不能用毛巾用力地擦洗，这样做对娇嫩的皮肤非常不好。应该用湿润的毛巾轻轻在脸上按，反复几次后就能清除掉洁面乳，又不伤害皮肤。

检查发际

清洗完毕后还要照照镜子检查一下发际周围是否有残留的洁面乳，有些女性发际周围总是会出现毛孔堵塞的现象，其实就是因为忽略了这一步。

冷水撩洗

最后，用双手捧起冷水撩洗面部20下左右，同时用蘸了凉水的毛巾轻敷脸部。这样做可以使毛孔收紧，同时促进面部血液循环。这样才算完成了洗脸的全过程。

缓解皮肤干燥

由于孕激素的影响，部分准妈妈的皮肤会变得干燥，有些区域会出现脱皮现象，脸部的色素沉着也会增加。所以妈妈在怀孕期间除了要注意做好洁面的工作之外，同时还应该做好保湿措施。尤其是在干燥的秋季，及时、充分和有效地为肌肤补水是至为关键的护肤环节，不管是孕妇还是其他女性都应该了解。尤其是对于干性肌肤的准妈妈而言，在怀孕期间肌肤的角质层会变厚，因此这个时候皮肤会变得更加干燥，因此需要选用水分多、不含皂质、PH值中性的护肤品。饮食上除了均衡营养外，还要增加镁、钙等矿物质的摄取，多喝白开水，增加体内水分。

护肤品的选择与存放

孕期的皮肤问题会有很多，况且孕妇的年龄一般都在30岁左右，皮肤已经开始走"下坡路"，如果此时不能好好护理，肤质很可能一落千丈。

专家提出，实现胎儿的健康和拥有完美肌肤并非不可兼得。鉴于孕期的特殊性，孕妇在选择护肤产品时一定要慎重，孕期选择的护肤品一定不要含有激素类的和对胎儿有害的化学成分。所以建议选择性质温和的纯植物的产品。

护肤品的存放应防热、防晒、防冻、防潮、防污染。首先，高温不仅容易使护肤品中的水分挥发，化妆膏体变干，而且容易使膏霜中的油和水分离而发生变质的现象。其次，当护肤品受到阳光或灯光直射，会造成水分蒸发，以致某些成分会失去效力，甚至产生化学变化。再次，护肤品在冷处存放易发生冻裂现象，而且解冻后还会出现油水分离，对皮肤有刺激作用。此外，有些护肤品中含大量蛋白质和蜂蜜，受潮后容易发生霉变。最后，护肤品污染后其中滋生的细菌会伤害皮肤。因此，护肤品使用后一定要及时旋紧瓶盖，以免细菌侵入繁殖。正确保存护肤品，才能杜绝护肤品的变质，减少对皮肤造成的伤害。

孕期护发有妙招

怀孕后，为了胎儿健康着想，孕妈妈确实应该远离不必要的化学护发制剂。但是，这并不意味着乌黑亮丽的头发就得离你而去，孕期同样需要做好头发的保养、护理工作，尽量预防和避免掉发、发质干枯变色等问题。

挑选合适的洗发水

准妈妈的皮肤十分敏感，为了防止刺激头皮影响到胎儿，准妈妈要选择适合自己发质且性质比较温和的洗发水，怀孕前用什么品牌的洗发水，如果发质没有因为激素的改变而发生太大的改变，可以继续延用。

健康干发

孕妈妈洗头后不建议用吹风机吹干，因为有些吹风机吹出的热风，含有微粒的石绵纤维，可以通过准妈妈的呼吸道和皮肤进入血液，经胎盘血而进入胎儿体内，从而诱发胎儿畸形。其实，干发帽和干发巾可以来帮忙。戴上吸水性强、透气性佳的干发帽，很快就可以弄干头发，淋浴后也能马上睡觉，还能防感冒，不过要注意选用抑菌又卫生、质地柔软的干发帽、干发巾。

食物护发

经常脱发的准妈妈，身体里往往会缺铁。因此，在日常饮食中可以有针对性地进补一些含铁质丰富的食物，比如黄豆、黑豆、虾、熟花生、菠菜、蛋类、带鱼、鲤鱼、香蕉、胡萝卜、马铃薯等。而水果蔬菜、黑芝麻等富含的维生素 E 也可以起到促进血液循环、加速毛发生长的作用。

每周 2 次营养发膜

如果孕期掉发严重，准妈妈可以每两到三天使用一次营养发膜，或者直接在家中进行头发养护，使用鸡蛋清涂在洗过的头发上，按摩后洗净。蛋清中丰富的

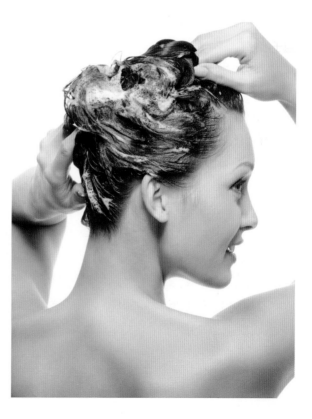

蛋白质可为头发提供营养，增加头发的韧性。

烫、染头发是塑造发型时常用到的 2 种手段。目前烫发都属于化学烫发，染发剂也是由比较复杂的化学成分组成，故准妈妈在孕期不适宜烫、染头发。

妊娠纹预防方法

随着胎儿的生长、羊水的增加，子宫会逐渐膨大。准妈妈的腹部快速膨胀，超过肚皮肌肤的伸张度，就会导致皮下组织所富含的纤维组织及胶原蛋白纤维经不起扩张而断裂，进而产生妊娠纹。怀孕期间激素的改变，或是体重增加速度过快，也是妊娠纹产生的重要原因。

较容易出现妊娠纹的时间是在产前一个月，大多数妇女在妊娠五六个月时大腿上部、腹部及乳房等处皮肤上会出现妊娠纹。不过，也并不是每一位孕妇都会有妊娠纹，而且妊娠纹的纹路深浅或分布位置和范围，也会因个人的体质、遗传性等因素而有所不同。

在分娩后的 2 ~ 3 个月，断裂的弹性纤维逐渐得以修复，原先皮肤上的纹路就会逐渐变为银白色。妊娠纹一旦形成，就难以恢复到以前的状态。因此，对于妊娠纹，预防重于治疗。

首先，控制体重增长。在怀孕时，孕妈妈体重会有所增长，每个月体重增加不宜超过 2 千克，整个怀孕过程应控制在 11 ~ 14 千克。要保证均衡、营养的膳食，避免过多摄入碳水化合物和过剩的热量，导致体重增长过多。另外，孕期也应适宜地运动，才能将体重增长控制在合理范围内。

其次，增加皮肤弹性。孕妈妈可以多吃富含蛋白质和维生素的食物，以此增加细胞膜的通透性，促进皮肤的新陈代谢。除了饮食外，孕妈妈还可以做适度的运动或轻便的家务，增加腰腹部、臀部、乳房、大腿内侧等部位的皮肤弹性。

再次，使用托腹带或合适的文胸。准妈妈在孕 4 月时，就可以使用托腹带来减轻腹部、腰部的重力负担，减缓皮肤向外、向下过度延展拉伸。另外，准妈妈还应该选择尺寸合身、支撑力够的孕妇内衣，以减少胸部下垂所造成的皮肤拉扯，避免胸部、腋下妊娠纹的产生。

最后，进行局部按摩。按摩时配合防纹霜使用，能让按摩更容易进行，并保持肌肤滋润，避免过度强烈的拉扯。建议新妈咪从怀孕 3 个月开始到生完后的 3 个月内坚持腹部按摩。

护牙小妙招

怀孕后激素会影响唾液分泌，增加唾液黏性，食物残渣容易附着在牙齿上而滋生细菌，使准妈妈出现口腔健康问题，如牙龈肿大、口腔炎、口角炎、蛀牙等。因此，对准妈妈来说，做好口腔护理，保护牙齿健康同样不容小视。

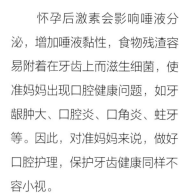

孕期摄取充足钙质

胎儿骨骼形成需要大量的钙质，孕妈妈的牙齿容易受到酸性物质的腐蚀而引起龋坏。孕妈妈在孕期应多吃一些富含钙质的食物，如虾皮、牛奶、豆制品等，以补充自身及胎宝贝对钙的需要，还能保护自身的牙齿健康。

多吃粗纤维食物

进食粗纤维食物时，能使咀嚼时间延长，咀嚼力增加，对牙周组织产生正常的生理性刺激，有利于健齿固齿。同时，粗糙食物对牙齿表面摩擦力较大，有利于清洁粘附于牙面上的菌斑，降低龋病发生。

多吃富含维生素 C 的蔬果

若孕期维生素 C 供给不足，牙龈容易红肿，并出血。此时，膳食中增加富含维生素 C 的食物，如西红柿、猕猴桃、橙子等，可以缓解牙龈红肿发炎的症状。

吃过食物勤漱口

有些孕妈妈喜欢吃酸味食物，吃过酸味食物后可要及时用白水漱口，尽量降低牙齿所受的腐蚀。少吃甜食，因为甜食入口之后都会变成酸性物质。而且孕吐现象中倒流的胃酸也会伤害牙齿，此时也需要及时用白水漱漱口。

善用洁牙工具

牙线、漱口水是辅助洁牙的好帮手。牙线多用尼龙、涤纶或丝线制成，呈扁形，用以剔除牙刷不易刷到的牙缝中的食物残留和牙面上的软垢。为了方便，孕妈妈也可以准备漱口水清洁口腔。

选用软毛牙刷

妊娠期间，内分泌系统会发生很大变化，牙龈黏膜充血、水肿，孕妈妈应选用软毛牙刷，每 3 ~ 6 个月更换 1 次。

经常叩齿使牙齿坚固

上下叩齿动作不仅能增强牙齿的坚固性，同时可增加口腔唾液分泌量，其中的溶菌酶具有杀菌、洁齿的作用。

孕期美胸特攻

女性乳房的美丽和健康不仅仅是准妈妈爱美的需求，也是保障产后母乳喂养能否顺利进行的关键。怎样才能让孕妇日益变大的乳房不走样？怎么才能让准妈妈在喂养孩子后能恢复到原来的丰满挺拔？这就需要准妈妈从孕期开始做好乳房保养。

孕早期胸部护理

从孕 6 ~ 7 周起，受雌激素和孕激素的影响，孕妈妈的胸部开始慢慢变得丰满起来，胸部皮肤的血管也变得明显。乳头也逐渐变大，乳晕颜色也加深。准妈妈会觉得胸部很胀带有疼痛感，碰触后也疼，走路也觉得胸部发沉。

在这个阶段，孕妈妈可以更换松紧度适宜、可以调节的文胸，既要很好地托起乳房，又要避免胸罩过紧摩擦乳头，产生不适，并且随着乳房和胸围的增长，进行适当地调节。在睡觉或休息的时候，可以取下胸罩，这样有利于乳腺的血液循环。

同时，孕妈妈在每日沐浴时或临睡前，用手分别在胸部的上下部分，五指并拢，用打小圆的方式向前推移着按摩，直到按摩整个乳房。另外，准妈妈可以采用热敷的方式来缓解乳房的不适感。

孕中期乳房护理

从孕 5 月开始，乳房会持续增大，不适感消失，乳头中一般能挤出初乳，乳头凹陷的症状开始出现，这会给产后哺乳带来极大的困难。为了防止哺乳期的乳头由于娇嫩、敏感而经不住宝宝的吮吸，致使胸部疼痛、奇痒无比，准妈妈要做好胸部护理工作。

从孕 5 月开始，孕妈妈每天需要用温水及干净毛巾清洗乳头，将乳头上的分泌物清洗干净，并用热毛巾对清洁好的乳房进行热敷。

对有乳头内陷问题的孕妈妈，应从孕 5 月就开始纠正。孕妈妈可以在每日清晨或入睡前，把两个大拇指放在靠近凹陷乳头的部位，适度用力下压乳房，以突出乳头，然后逐渐从乳晕的位置向外推，重复 4 ～ 5 次，待乳头稍稍突起后，用拇指和食指轻轻捏住乳头根部，向外牵拉。在纠正乳头时，应先将双手洗净，指甲修减整齐，不要留长指甲，以免划伤肌肤。

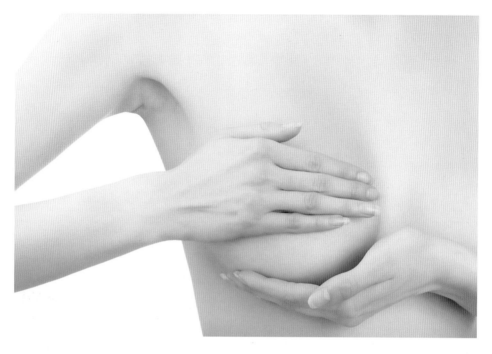

孕晚期胸部护理

怀孕晚期，也就是从怀孕 8 个月到分娩前，胸部增大的速度减慢了，准妈妈的乳房已经完全有能力制造乳汁了。这时候的护理，除了正常的清洁外，还可以适当进行乳房的按摩。

孕晚期，为了能更好的托起乳房的重量，选用的胸罩一定不能压迫乳房，肩带尽量是宽的。建议选择全罩杯包容性好的款式，尽量是有侧提和软钢托的胸罩，可以将乳房向内侧上方托起，防止外溢和下垂。乳头变得敏感脆弱，且可能有乳汁分泌，必要时可以选用乳垫来保护。

孕妈妈可以在每晚临睡前，用一只手托住乳房，另一只手的食指、中指放在乳房上方，用打小圆圈的方式从乳房根部方向按摩，然后再对乳房的侧面及下方进行按摩。两只乳房交替进行，每侧重复 4 次左右。

准妈妈们要注意，在进行乳房按摩的时候，用力要轻柔，因为女性的乳房，尤其是乳头是非常敏感的部位，护理不当易引起宫缩。

穿衣有道

怀胎十月，孕妈妈要时尚，也要美丽形象，但是，孕妈妈在爱美的过程中，一定要记得自己腹中还有一个小宝宝，而且自己的身体也是一天天变化，选择的衣着一定要适合自己的孕期状态。

选择宽松的上衣

不论是寒冷的冬季还是炎热的夏天，准妈妈在怀孕早期购买衣物的时候，建议选能遮盖臀部或稍长的款式，宽度应宽出 10 厘米左右，以便孕晚期能够合身穿着。到了妊娠中后期，孕妈妈以胸式呼吸为多，上衣过紧会影响胸部呼吸活动，还易导致乳头内陷，影响日后哺乳。另外，尽量避免上衣的胸部位置有扣子或其他坚硬的饰物。

拒绝紧身牛仔裤

腹部是宝宝成长的关键地方，所以孕妈妈一定要注意腹部的保护。在裤子的选择上，孕妈妈应选择有裤带且能够自由调节松紧的裤子，因为紧身裤会束缚到腰腹及腿部，影响下肢及胎盘的血液循环，对胎儿生长不利。此外，孕期如果穿牛仔裤的话，会增加孕妇外阴部和腹部与裤子的摩擦。加上很多牛仔裤都是紧身的，面料也不透气，因此可能使女性体内分泌物不易排出，引起外阴炎和阴道炎等妇科疾病。另外，盛夏时，牛仔裤的金属纽扣长时间和腹部皮肤接触，容易诱发接触性皮炎。因此，孕妇不宜穿紧身牛仔裤。

舒适的鞋袜

孕妈妈不可以穿高跟鞋，这是众所周知的。在鞋子的选择上，应该以底软、后跟约2厘米高的鞋为佳。准妈妈不适合穿长筒靴，因为长筒靴会加重腰酸，还易绊倒摔伤。另外，孕妇弯腰有困难，宜选不系鞋带的鞋子。袜子也不能穿太紧，以免影响下肢血液循环。

衣服面料的选择

孕妇装要选择纯棉麻或羊毛的，这类面料透气性好并且吸汗。有些妈妈在冬天选择孕妇装的时候喜欢化纤的，虽然穿起来感觉厚实暖和，但是，从美观度上讲，这类面料比较垂，穿起来比较贴身，孕妈妈孕中期肚子慢慢突出来，穿上这种面料的孕妇裙，一眼看去就只看到一个大肚子了。从健康角度上来说，化纤面料一点都不透气且易产生静电，对胎宝宝和孕妈妈的健康都有害。

衣着色调温暖鲜艳

温暖鲜艳的颜色，总会让人眼前一亮，穿着漂亮也会给孕妈妈带来好心情，同时也会间接影响准爸爸及身边其他人的情绪。所以，在衣着的选择上，孕妈妈应该以暖色调为主，如红、绿和紫罗兰色。在搭配上，可以根据个人喜好用浅蓝、深灰色，再配上鲜红、白、灰色。当然，时尚的准妈妈可以适当考虑其他的着装，让自己的孕期变得更加丰富多彩。

附录二 孕期也能体态优雅

准妈妈的坐、站、卧及行姿等不正确，极易引起身体疲劳，甚至有损胎儿健康，如果处理得不好这种影响会延伸至下一次怀孕。准妈妈要不断调整姿态，以实现机体的平衡、协调，并保持自身优雅。

坐姿

孕期，准妈妈容易腰酸背痛，错误的坐姿会让准妈妈雪上加霜，但正确的坐姿可以减轻准妈妈的腰背部不适。坐姿需要注意的是以下几个方面：

- 准妈妈所坐椅子不应过高、过矮，应以 40 厘米为宜。
- 当由立姿改为坐姿时，准妈妈要先用手在大腿或扶手上支撑一下，再慢慢地坐下。
- 坐时先稍靠前边，用双手支撑腰部向椅背方向慢移，然后移臀部于椅背，挺直脊背，舒适地靠在椅背上，双脚平行叉开，大腿呈水平状，并与膝关节呈直角，这样不易发生腰背痛。坐在椅子上时，在腰部与椅背之间放入一个靠垫，以便腰部紧贴着椅背。
- 如果身体需要靠前打字或者写东西时，将椅子向前挪动，身体略向前倾，但时间不宜过长。可以摆放小矮凳放置双脚。
- 如果准妈妈是坐着工作的，有必要时常起来走动一下，因为这样可预防痔疮和下肢水肿。当由坐姿起立时，动作要缓慢。
- 准妈妈在家时多做简易坐、蝴蝶坐姿，对脊柱、骨盆都有保护作用。
- 乘坐公交车、小汽车等较颠簸的交通工具时，不要单用背支撑坐着，身体要向前倾，把部分重量向大腿转移。当有很大震动时，抬起臀部。

站姿

许多大肚便便的准妈妈在站立时，习惯性地将两手支撑在腰后方，腰向前塌，腹部向前凸出。这种以塌腰来迁就子宫的重力的站姿，只会让后腰更加疼痛。

正确的站姿应该是：双腿分开站立，两脚打开比髋部稍宽，脚尖向前，颈部后侧与身体呈一条直线。尾骨向下沉，稍微向前收。身体的重量平均分配在两腿上。双肩向外展开并向下沉，胸腔扩展。

　　准妈妈应避免长时间站立，否则不仅易引起腰背痛，还会加重下肢水肿和静脉曲张。若站立时间较长，则将两脚一前一后站立，并每隔几分钟变换前后位置，使体重落在伸出的前腿上，这样也可以减轻疲劳。

卧姿

　　对于孕妇来讲，适宜的睡眠体位对胎儿生长发育以及防治妊娠并发症都至关重要。

　　● 一般来说，无论哪个时期的孕妈妈都应该避免趴着睡。因为趴着睡会增加子宫压力，减少血流量，不仅对孕妇的呼吸有抑制作用，还会影响胎儿的供血。

　　● 孕早期，除了上述限制，可以随意采用侧卧或仰卧的睡姿。

　　● 孕中期，应注意保护腹部，避免外力的直接作用。如果准妈妈感觉下肢沉重，可采

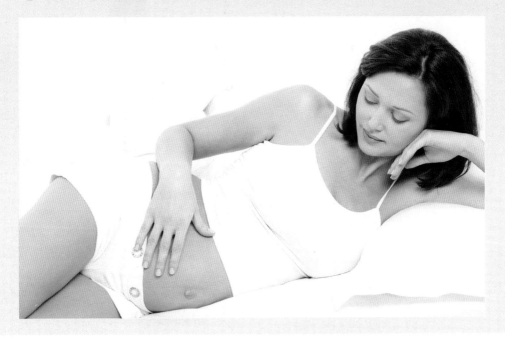

取仰卧位，用松软的枕头稍抬高下肢。

● 孕晚期，此时的睡姿尤为重要。宜采取左侧卧位，纠正增大子宫的右旋，改善血液循环，增加对胎儿的供血量，有利于胎儿的生长发育。到了妊娠后期，应该避免仰卧。因为怀孕后，子宫增大，子宫的血流量也相应增加。妊娠 6 个月以后就应该采取侧卧位睡觉，但经常右侧卧也不利于胎儿的发育和分娩。

行姿

徒步行走对准妈妈很有益，它可以增强腿部肌肉的紧张度，预防静脉曲张。但是随着孕妈妈子宫越来越大，腹部逐渐前凸，重心不稳又影响视线，很容易摔倒，故在行走时要特别注意。

● 准妈妈行走时要穿舒适的平底鞋，背挺直、抬头、紧收臀部，脚跟先着地，步步踩实，保持全身平衡，稳步行走。

● 不要用脚尖走路，因为脚尖走路不仅容易劳累，还容易摔倒。

● 可能时利用扶手或栏杆行走，切忌快速急行，也不要向前突出腹部。也可以借助孕妇托带，帮准妈妈托起笨重的腹部，使准妈妈行走起来轻松一些。

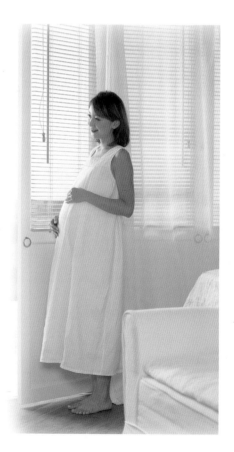

● 注意休息。一旦准妈妈感觉疲劳，就要马上停下来，找离身边较近的凳子坐下歇息 5 ~ 10 分钟。

● 在上楼梯时，按照先脚尖、后脚跟的顺序，将一只脚置于台阶上，同时挺直腰部，将重心前移，用后脚向前推进。

● 当准妈妈从地面拾东西时，不要直接弯腰，那样会压迫腹部，压迫胎儿。正确的姿势应该是先屈膝，然后慢慢下蹲，将东西捡起。放东西在地上时也一样，先屈膝，然后慢慢下蹲，放下东西后，双手扶腿慢慢起立。